藝術與高智

白明奇　主編

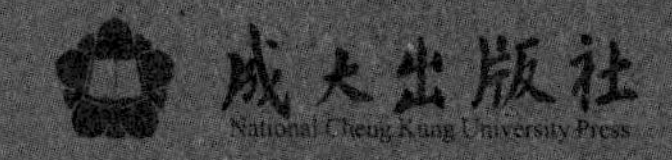

目　錄

推薦序
醫藝技工科——為《藝術與高智》寫序

蘇慧貞
國立成功大學校長

白明奇教授告訴我，2021 年第五屆台南失智照護博覽會的主題為「醫藝技工科、照護好高智」，這中文譯自原本要在大阪舉行的世界老年精神醫學會的口號，鼓吹優雅的高齡照顧要靠 MATES（Medicine, Arts, Technology, Engineering and Science），當我看到藝術已經堂而皇之的穩居其中，不禁也想為成大的「藝術介入老人與失智」這門跨校、跨領域的創新課程而鼓掌。

在德國，藝術被視為科學的基礎，絕不允許被忽略。成大是工科起家的綜合研究型大學，這九十年來陸續成立的十大學院已經讓這個特色大學在各領域表現不凡：同時，成大也率先成立一級單位藝術中心，並設有藝術研究所，創造許多藝術美化校園、進入師生內心深處的效果，如今看到藝術正式介入老人與失智到照護，這是很了不起的一件事。

白教授號召這麼多教授、學者及專家共同開設這門課程，繼而集結課程精華而編輯成一本名為《藝術與高智》的教科書，由成大出版社出版，具有時代的意義，這不僅是成大另一個值得講述的亮點，也是臺灣高齡與失智照護的一個新里程碑。

推薦序

沈延盛
國立成功大學醫學院院長

在成大醫學院走過三十八個寒暑，正式成立高齡醫學學科及人文暨社會醫學科的今年，聽聞本書出版，可謂洽合其時。「知識分子應該先做文化人，再做專業人。」是成大醫學院創院院長，同時也是我的恩師——黃崑巖教授——時常對學生耳提面命的成醫理念，耳濡目染之下，也成了我念茲在茲的信念。

所謂文化，是歷史足跡的積累，需要建立在對自身與周遭人、事、物的反思和體悟上。這無疑必須兼備真摯熱誠的情感、敏銳細膩的觀察，以及縝密明確的思考，而此種種，終歸是一份關懷與在乎。這與從事教育工作者必然知曉的一句格言：「教育無他，唯愛與榜樣而已。」實有異曲同工之妙。細讀書中不同作者不同人事時地物，或反覆思索過往、或謹慎凝視現況、或發想規劃未來，無論是面對廣大社會或周邊環境、從生人到至親，無一不體現此精神。

而作為醫者，除了深刻的人文感觸與情懷外，科學的不斷辯證是必不可少的。是故當看到不同領域的專家學者集結討論，一個又一個理論實證交互檢視剖析對照，著實令人興奮欣喜。如同白所長說的，雖稱不上完備，但深信會越來越好。能以聯想和籌劃為骨，知識和經驗為肉，觀察和行動為皮，終為筋節相助聯絡，力求長進突破，得以前行。

想像力勝過知識。本書以藝術為名，實則誠如「鍛鍊一生受用的心智肌耐力：創意高齡 Creative Ageing」中蘇格蘭點亮創意高齡藝術節總監 Anne Gallacher 所說：「真正目標是要誘發人們與生俱來的創造力與想像力。」面對高齡化社會，致力活化和復甦生命與能量，是身處現今世代的我們，懇切當負的期待與責任，是所當行的，也是不可不行的。

推薦序
船歌——忘川流域的美麗風景

蕭瓊瑞
國立成功大學歷史學系名譽教授／臺灣美術史學者

藝術和醫學邂逅，一點都不奇怪，因為兩者面對的都是生命本身。生命有出生、就有死亡，有強健，就有衰老；生命之河，有記憶、就有遺忘，有智慧、就有失智。藝術和醫學共同面臨這條生命之河的曲折、流淌……，乃至枯竭。

白明奇是當今失智症的權威醫師，但更年輕的時代，我們曾是成大藝術中心共同努力的夥伴；藝術和醫學的邂逅，似乎在那個年輕的歲月，就已然種下日後繁茂結果的種子。

2016 年，白醫師主持的熱蘭遮失智症協會，邀請朋友在包場的夢時代戲院中，觀賞茱莉安．摩爾主演的《我想念我自己》（*Still Alice*），那位曾經意氣風發的女教授，在罹患失智症後的一連串挫折中，甚至為自己安排了結束生命的計畫；然而在影片結尾，回來陪伴的女兒為她朗讀文學作品，形容在地球破碎的臭氧層之外，所有受難的靈魂，結成一個巨大的網，永不消失！她緩慢地回答：那就是「愛」。

藝術不是技術的磨練與展現，而是生命的面對與回應；可以是文學、繪畫、手工藝、舞蹈、音樂、戲劇……，藝術和醫學本質一致，是一種生命的面對與陪伴。《藝術與高智》為我們提供了一條學理與實務兼備的引導之路，白明奇醫師和他的課程夥伴共同耕耘下，讓生命之河的忘川流域，譜出了美麗的船歌，讓生命沒有遺憾。

推薦序
走出忘川流域的徘徊

徐崇堯
高雄醫學大學醫學系神經學科教授兼主任

2001年6月，世界神經醫學大會在倫敦舉行，我與白明奇教授在那裡相遇。會議之外的閒暇時間，明奇兄請我帶他逛逛倫敦，我說：「好呀！逛倫敦最方便的就是搭地鐵。」明奇兄竟然回我：「不！我們走在地面上，才能經歷不一樣的倫敦。」當年我有點驚訝，那卻是二十年來我唯一的一次「慢行倫敦」，看到這本書之後我才恍然大悟，一個想要經歷不一樣倫敦的人，才有本事帶領整個團隊經歷不一樣的失智症照護。

失智症，特別是阿茲海默症的藥物治療，目前醫學界幾乎束手無策。在後現代化的過程當中，人工智慧逐漸成為主流，藝術這個與人類文明肌膚相親的核心價值，反而逐漸被邊緣化了。即使在神經認知科學的領域中，藝術被認為是非優勢大腦的重要機能之一，臨床上失智症的診斷和治療，也只侷限在空間顏面的辨識和操作，無法在「藝術涵養」上下功夫。相較之下，藝術在精神疾病的領域反而著墨較多。因此我極力推薦這本讓「高智」能夠走出忘川流域的徘徊，返回藝術本質的書。

本書的前兩章起筆於銀髮族主體社會結構的來臨，從高齡與老化出發，勾勒一個「健康老化」的概念，強調「靈性照顧」在「健康老化」的角色，而「靈性照顧」的體現，就是參與藝術活動，成就下一個章節的「創意高齡」。我認為從「健康老化」到「靈性照顧」到「創意高齡」，是一個非常有趣而且重要的線性發展。作者特別提及蘇格蘭點亮創意高齡藝術節，蘇格蘭是全世界舉辦國際藝術節最有特色的地方，我留學五年親身經歷其藝術饗宴，看到蘇格蘭不只以主流藝術為根基，逐漸融入非主流藝術，並隨著高齡化的變遷，讓銀髮族在漫長寒冬中走出戶外參與活動。作者接著將藝術的視野從蘇格蘭擴展到整個英國，這個遍地佈滿美術館的日不落國，最吸引我眼光的一個標題：「老男人們，來策展吧！」引導讀者進入「失智與藝術的共創」，並引述英國演員 Carey Mulligan 的一句發人深省的談話，文章讀來引經據典，充滿好奇心和說服力。

接下來的章節開始進入本書的核心，從紙上談兵的理論，一步一步在文化古都臺南市踏出失智症照護的腳印。「臺南熱蘭遮失智症協會」在國內是一個充滿文化藝術氣息的失智症關懷團體，原因在於十年有成的時候，能夠突破醫學的枷鎖，與國立臺灣歷史博物館合作，大膽走出自己的創意之路，有別於單純以多媒體操控的失智症「懷舊治療」。成大老年所並積極開設創新課程，培養各個領域的新血投入失智症的照護。作者以一系列的實例和照片，記錄這一路運用藝術在失智症輔助治療成長的過程。這是一場需要龐大人力、物力、財力和社會資源的失智症整合照護，對一位身處醫學中心忙碌於臨床和教學工作的白明奇醫師而言，無疑是一項艱鉅的考驗。我深深知道那是從文青時代就必須打下的根基，增生的白髮絲毫不減當年的熱血。這儼然成為一頁失智症照護的歷史記錄，撰述集結成書以文字相傳是絕對有其必要性的！

從國立臺灣歷史博物館，延伸到臺南市立美術館，這個古都美麗的角落，已經成為臺南市的地標和全國各地民眾經常前去拍照打卡的熱點。城市美術館的本質就是親民，因著失智症議題逐漸受到社會大眾的關注，成大老年所接著與南美館簽約，更進一步鼓動銀髮族的熱情，也為失智症開立了一帖藝術處方籤。特別值得一提的就是老年所的研究生帶動年輕族群的參與，成為未來的志工和失智症照護的中堅分子。書中文字的書寫具有高度的故事性，不但提供專業人員做為失智症整合照護的參考，也非常適合普羅大眾閱讀。

隨著章節的發展，細膩闡述如何開立失智症藝術治療的處方，也就是各種技巧的傳授，包括音樂、美術、舞蹈、口語、冥想、陶藝、肢體活動、閱讀和寫作，甚至生命回顧，涵蓋所有可能的藝術層面，證明藝術治療除了強化非優勢大腦的機能之外，對於優勢大腦的機能，包括記憶和語言障礙也是有所助益的。作者並從神經認知行為科學的角度，提出藝術治療療效的科學證據。以著色畫為例，討論失智症選色的傾向，作品的特徵與病程的關聯性，比較健康對照組和兒童對照組的數據，建立一套具有信度和效度的量表，提供未來研究失智症的學者使用。書中更以條列式整理歸納失智症活動設計的九大重點，清楚分明。有趣的是，作者還加入個人經驗，有一個章節完全以他的外婆為實例來做分享，外婆的藝術治療，不外乎「畫作」與「毛衣」，在這個高齡社會裡，每一個外婆都不一樣，每一個失智的外婆也都不一樣，讓我有閱讀小說的感覺，也讓本書不會侷限於研究論文的框架。

本書在末後的章節提及，「莫札特效應」有沒有效並不是重點，重點在於藝術治療到底治療了什麼？因為臨床上認知功能的評估通常與藝術脫節，所以作者提到的也是讀者讀到後面必然產生的疑問。作者以三個面相來說明藝術治療的作用，簡潔而有力。接著作者特別以獨立的章節論述「戲劇」、「音樂」、「舞蹈」治療在高齡族群的運用，三者都具有感官激發和情緒調節的效果，其中戲劇可以藉由角色投射，音樂可以藉由情感連結，舞蹈可以藉由語言之外的身體意象，進一步強化失智症患者的認知功能。作者同樣也以實例解釋這三種治療的過程並做經驗分享。在舞蹈治療的標題之下，更以蔣動的一句話開場，讀來真摯動人。是的，大腦的記憶會遺忘，而身體的記憶卻成為永恆的烙印。

這本書，是一段段紀錄，是一個個故事，也是一本工具書，讀完之後，我不禁對整個成大老年所和熱蘭遮失智症協會的付出肅然起敬，臺南市這個文化古都，充滿了現代化博物館和美術館的熱情，高齡和失智的藝術治療，正從這裡萌芽，從這裡建立典範！

主編的話
當藝術開始飛行

白明奇

成功大學醫學院神經科教授、老年學研究所所長、成大醫院失智症中心主任、熱蘭遮失智症協會理事長

2021 年 6 月初，在送審四個月後，成大出版社捎來喜訊，準備出版這本教科書《藝術與高智》。隨後，美國 FDA 宣布阿茲海默新藥 aducanumab 通過審查，這項訊息讓阿茲海默症受到更多的關注，儘管藥物不能翻轉失智者大腦中受到變性蛋白十幾年的摧殘，引起關注就代表人民素養的提升，這也意味藝術介入在失智照護有更多的可能與角色。

這本書的出版是一個醫學與藝術的邂逅。2019 年春天，經由成大前校長翁政義教授的引介，我在臺南市美術館頂樓餐廳結識當時的館長潘襎，當觸及老人與失智議題，我們相談甚歡。隨後兩人書雁往返，車來馬往，演講簽署，交流熱絡，經過審慎規劃，並邀請本校職能治療學系郭立杰教授與藝術研究所楊金峯所長加入陣容，我們有了共識，由老年學研究所、藝術研究所、職能治療所與臺南市立美術館共同策劃，開設一門有系統性的課程來介紹藝術在老人與失智照護的介入。授課老師包括神經學教授、失智症專家、老人醫學專科醫師、老年社會學教授、職能治療專家、藝術研究所所長、美術館館長與業

師，從生理、心理、藝術、疾病層面探討藝術介入老人與失智者的成效，並提供實際案例分享。

2020 年春天疫情中、在成大特別的講堂舉辦記者會，宣布「藝術介入老人與失智」這門課的創舉。值得一提的是，這門課也獲得本校教育推廣中心辛致煒主任的青睞，安排逐堂錄影，這時，新冠肺炎全球流行，師生遵守戴口罩、梅花座、實名制的安排，選修同學來自校內外、跨科系所，在 2020 年 7 月 2 日期末報告後，完成了這項歷史任務。上完一學期的課程，再回過頭來看非藥物介入老人與失智的照護，就十分清楚了。

籌備開課之間，我們就決定日後要出版一本教科書來當作這類課程的指引，雖然不能稱得上完備，但我們深信會越來越好。我們也深知，治療藥物的臨床試驗都有很好的設計、監控指標及受測者選擇與保護，這在非藥物介入通常是不容易做到。舉例來說，累積越來越多資料與仔細分析之後，許多從事多年有關運動介入的研究者，都不敢斷言運動對於改善認知功能的有效證據。儘管如此，對於日益增多的老人與失智者，運動、互動、做家事仍是我放在診間勉勵照顧者的建議，藝術介入也是一個安全、不貴、有趣，接受度高的方式。

2021 年 6 月臺灣真正遭受新冠肺炎的威脅，全國三級防疫下的人們，正體驗從所未有的生活型態，這個時候出版此書，別具意義。本書取名高智，乃取高齡與失智的意涵，正如審查委員所言，具有反襯、絕妙的意義。

感謝以下老師，白明奇、楊金峯、潘襎、郭立杰、羅玉岱、周妮萱、翁慧卿、余若君、吳怡潔、程芝鳳、張乃文、林端容、張玲慧、黃百川，也恭喜各位作者。本書的出版，特別感謝成大出版社的同意出版、審查委員的美言以及鄭郁蒨與周采縈小姐的協助編輯；尤其，潘襎館長設計封面，讓這本書看起來越發美麗，令人賞心悅目。

白明奇

2021.06.25

訂做熟齡樂活身心靈

羅玉岱
成大醫院高齡醫學部主治醫師

臺灣人口結構正快速的老化中，有關老化對於高齡者健康狀態的影響，過去社會存在著許多負面刻板印象，讓民眾認為老了就會一身都是病，或者擔心無法面對且適應老年生活。近年來，許多實證研究結果顯示，透過維持健康的生活習慣，妥善規劃安排各式休閒活動，積極維持高齡者生理、心理、社會，甚至靈性的功能，即使步入 65 歲後的老年人生，也可以維持身心健康且充實愉快的狀態。本文簡單透過老年醫學觀點的介紹，盼能有助於翻轉過去老化與高齡者身心健康的相關錯誤觀念，幫助更多民眾認識與了解，如何訂作屬於自己的熟齡樂活人生。

銀髮臺灣的來臨

臺灣 65 歲以上人口比率已於 2018 年超過 14%，不僅已邁入高齡社會，且老化速度更是全球數一數二，根據行政院國家發展委員會推估，臺灣將於 2025 年邁入 65 歲以上老年人口比率達 20% 的超高齡社會，人口結構快速老化，將造成慢性病與功能障礙的盛行率隨之上升，以及後續就醫與長期照護之需求及負擔。

根據內政部的統計資料顯示，目前臺灣高齡者不健康平均存活年數，即平均壽命與平均健康餘命之差距為 8.8 年，顯示高齡者可能有 8 到 9 年時間有部分功能喪失，必須仰賴醫療或他人照護才得以維繫生活。老年醫學之照護目標，並非是增加高齡者的平均壽命，而在於增進在高齡者的生活功能，改善其生活品質，而所謂「功能」，意指高齡者在生理、心智與社會方面所表現出來的生活獨立執行能力。換言之，具備良好的功能狀態，是維持高齡者獨立性與生活品質的基礎。[1]

若從老年醫學維持長者功能的角度來檢視，對於健康的高齡者，應該積極的推動全方位的健康促進，盡可能預防疾病，以及延緩衰弱與失能的發生；而針對已有慢性疾病，或罹患急性疾病後產生功能衰退的高齡者，則需要盡早篩選出導致衰弱的相關因素，並提供跨專業團隊的服務，進行促使功能恢復的照顧計畫擬定與介入，以幫助高齡者獲得並維持其最大的獨立。若由公共衛生的角度，則是透過三段五級的策略模式，減少國家整體的失能人數，並延長平均健康餘命，達成促進高齡者健康、減輕照顧者負擔，與國家社會照顧成本支出的目標。

---

1 張家銘、蔡智能，〈老年人之周全性評估〉，《臺灣醫學》，2003，7 期，頁 364-374。

老化與健康老化（Healthy Aging）

老化將原本健康的成年人，逐漸改變成生理系統上健康儲留力降低，且生理與心智較為衰弱的老年人，並且在面對各種疾病，特別是慢性病、感染、癌症、認知功能退化，甚至死亡，都更加的脆弱。老化是一個複雜但不可逆的自然過程，我們身體的許多器官與系統，在 30 至 40 歲左右便開始產生變化，例如肌肉每年逐漸減少，若沒有刻意加強鍛鍊，肌力將會明顯下降，容易感到疲累及痠痛，拉傷後恢復也較慢；頭髮則開始變色脫落，並且長出白髮；骨質開始流失；眼部肌肉聚焦能力開始下降，影響我們近看物體的能力；記憶力大不如前等等。雖然如此，老化的速度卻是因人而異，透過社群網路的傳播，現在常有機會看到如陳美鳳一般凍齡的美魔女，或是依舊活躍的高齡運動選手，不受年齡限制地展現其個人能力與特質。可見老化對每一位高齡者造成的影響有所不同。雖然從生理上來解讀老化，意指身體的多重器官系統逐漸並持續地退化，但這並不代表我們可以輕易地將老化與不健康畫上等號。

世界衛生組織（World Health Organization, WHO）在 2015 年世界高齡與健康報告中提出健康老化（Healthy aging）的概念，認為每一個人，在世界的每一個角落，都應該擁有獲得長壽與健康生命的機會。健康老化的定義為創造環境與機會，使高齡者能去做生命中重視與覺得有價值的事情。健康老化亦是一個發展與維持功能的過程，使老年生活能獲得幸福感，這包含了高齡者的基本需求被滿足、能學習成長與做決定、能夠活動、能建立關係，以及對社會有所貢獻。[2] 此定義當中，強調的是維持身心與社會功能，並沒有單獨突顯疾病對老化的影響，與老年醫學的理念十分一致。

高齡者的疾病預防與健康促進

高齡者的疾病預防與健康促進，可以從控制慢性病、定期接受癌症篩檢、疫苗注射與維持良好的生活習慣，以上這四個重點來著手進行。

依據 2017 年國民健康訪問調查結果指出，高齡者超過 84.7％ 至少罹患 1 項慢性病，63.8% 罹患 2 項慢性病，42.8% 同時罹患 3 項或更多的慢性病，常見慢性病主要類型為高血壓、白內障、高血脂、糖尿病、骨質疏鬆、心臟疾病等。因此，若能妥善地控制慢性病，並透過衛教指導高齡者或其照顧者如何自我管理慢性疾病，未來產生相關合併症且導致失能的比率便相對降低，故能幫助高齡者維持其身體健康與獨立。

癌症是十大死因之首，癌症篩檢可以早期發現癌症或其癌前病變，經治療後可以降低死亡率外，還可以阻斷癌前病變進展為癌症。目前衛生福利部國民健康署提供大腸癌、乳癌、子宮頸癌，與口腔癌四種免費的癌症篩檢，政府補助四大癌症篩檢之政策與範圍如下：

---

2 “Ageing: Healthy Ageing and Functional Ability.” https://www.who.int/news-room/q-a-detail/ageing-healthy-ageing-and-functional-ability.

1. 乳房 X 光攝影檢查：45 至 69 歲婦女、40 至 44 歲二等血親內曾罹患乳癌之婦女，每 2 年 1 次。
2. 子宮頸抹片檢查：30 歲以上婦女，建議每 3 年接受 1 次。
3. 糞便潛血檢查：50 至未滿 75 歲民眾，每 2 年 1 次。
4. 口腔黏膜檢查：30 歲以上有嚼檳榔（含已戒檳榔）或吸菸者、18 歲以上有嚼檳榔（含已戒檳榔）原住民，每 2 年 1 次。

醫療工作者應該常規的建議高齡者每年接受流感疫苗，以及單一次的肺炎鏈球菌疫苗注射，其他如破傷風疫苗與帶狀疱疹疫苗，若沒有特殊禁忌症也同樣推薦施打。

有助於健康的生活習慣包含不吸菸、節制酒精的攝取、持續的運動、維持良好的體重與攝取營養均衡的食物。不正常生活型態如吸菸、喝酒、缺乏運動、飲食不均衡等，使高齡者易罹患慢性病；規律的體能運動可以減少心血管疾病、憂鬱、糖尿病和骨質疏鬆症等疾病之發生，健康均衡的飲食習慣，例如多食用水果、蔬菜、豆類、全穀食物和堅果等高纖維飲食，並減少鹽、糖和脂肪的食用量，可預防心血管疾病和癌症。

正確的生活型態對高齡者慢性疾病發生之預防甚為重要，2020 年一篇運用二個美國大型世代研究資料，追蹤超過 10 萬位參與者 30 年以上的觀察性研究結果指出，若同時能維持包括健康飲食習慣、不抽菸、每天有 30 分鐘的中度身體活動、每日適當的酒精攝取量，以及身體質量指數 BMI 維持於 18.5

至 24.9 之間等五項健康的生活習慣的女性，比起完全不採取任何一項健康生活習慣的女性，可以再多增加 10.7 年沒有糖尿病、心血管疾病與癌症的生活；對能維持五項健康的生活習慣的男性來說，則是再多增加 7.6 年沒有糖尿病、心血管疾病與癌症的生活。由此可知，健康的生活習慣對於延緩慢性病發生之影響力。

心理社會健康與靈性

1. 文化與生理因素同時影響高齡者的社會心理變化

當人們步入老年時，將會經歷身體與認知功能的改變，例如走路速度變慢了，或是反應變慢了；同時，情感的經驗，以及對社會活動的興趣也會改變。雖然身體與認知功能似乎將隨著年齡增加而逐漸退化，但反觀生活處事的經驗、各種技巧的純熟度及知識的累積等等，則是隨著年齡增加，在行為與心理狀態上，更成熟並且具有資源的面向。

高齡者在面對老化過程，對於生理、心理、社會之持續變化與挑戰時，如何進行調整，深受其所在文化影響。舉例來說，中國文化有敬老尊賢及家有一老如有一寶等諺語，可見對於高齡者的敬重；然而歷史上曾有些文化以極端負面觀點看待高齡者，例如在電影《楢山節考》中，19 世紀時日本信州深山內村落，因全然否定老化所帶來之心理社會正面價值，而直斷棄老的傳統。由此可知，老化對於高齡者所造成的心理社會

（psychosocial）變化，除生理因素外，亦會受到社會文化價值觀之影響。

高齡者會因為罹患慢性病而感受到身體功能的限制，以及社會功能的失落（退休、失去原有的社會地位或角色），或一些壓力性的生活事件（stressful life events，如喪偶、朋友過世）而多方感到壓力，這些壓力如果長期調整或適應不佳，便可能導致憂鬱、焦慮、憤怒等等負面情緒的產生，進而影響高齡的心理健康。慢性的壓力也會透過影響免疫以及神經內分泌系統，而導致身體健康狀態不佳。

高齡者的憂鬱情緒與年齡與其失能程度有關。根據美國與歐洲的調查指出，對生活的滿意度以及憂鬱的情緒在生命週期中呈現U形曲線，然而，無論性別，對生命滿意度最低的人生階段是在40到50歲間，而非65歲以後。而根據Women's Health and Aging Study研究指出，比起年齡，高齡者的情緒更受其失能程度的影響。然而，即便是日常生活功能需要他人幫忙的高齡婦女，也只有約五分之一表達在處理生活問題時覺得無助。由此可見即便嚴重失能的高齡者，多數仍能維持其心理健康狀態，這是非常重要而且正向的實證發現，展現了高齡者在面對健康退步等等生命的改變與挑戰時，仍能維持好的復原力（resilience）。

2. 從社會關係到社會參與

維持社會關係（social relationships）對於高齡者的健康與幸福感很重要，社會關係意指人與人之間的互動，社會關係將一個人與他人產生連結，而成為群體的一分子，影響個體社會關係質量的三個變項，分別是社會參與（social participation）、社會支持（social support）及社會互動（social interaction）。高齡者若能維持滿意的社會關係，有助於身體健康，從降低心血管危險性、維持身體功能與心理健康、增進快樂，與提升生活的滿意度都有幫助，而且還有助於降低死亡率。

相反的，孤獨（loneliness）與孤立（social isolation）會對高齡者健康造成負面的影響，除增加心血管、失智與憂鬱等疾病外，也會增加死亡率與自殺率。因此，我們應該更積極辨識出缺乏社交與孤獨的長輩，提供介入以幫助促進他們的健康。

值得注意的是，社會關係中的社會互動取決於高齡者的社交網絡（social network）。高齡者的社會網絡包含了家庭成員、朋友、鄰居以及熟人，除了網絡的多樣化與規模，很重要的是網絡的特性，例如資源連結的多元性，以及彼此互動的頻率。隨著年齡增加，社交網絡的規模雖然逐漸變小，但是互動頻率卻更加頻繁，反而能促成更多正向的互動，減少負向的互動，因此對於高齡者來說，小的社交網絡並不一定代表缺乏支持，有時候反而因為能夠保持有品質的互動，而是健康與幸福感的保護因子。

因此，鼓勵高齡者進行社會參與的活動將有益於其健康，常見能夠增進社會參與有三大類的活動，分別是擔任志工、終身學習與代間活動。近期研究指出，擔任志工可以促進不同面向的健康，在心理層面，可以減低憂鬱的症狀、提升對生活的滿意度以及社會支持度；在身體層面，擔任志工減少功能退化、提升認知功能並降低死亡率。

如同擔任志工，終身學習也對上述身體、認知與心理社會健康有益；此外，無論過去教育程度程度高低，積極參與終身學習，所有高齡者都能進一步改善健康狀態。

代間活動也是促進長者社會參與很好的方式，也能改善高齡者的心理健康，而且對於失智症的長輩尤其有幫助，更能透過不同年齡世代互相交流的機會，減低年輕人對高齡者的年齡歧視，對於變老這件事能抱持更正向的態度，因此而強化世代間的連結。

3. 老化與靈性

文獻有關靈性（spirituality）的定義並不一致，因為靈性在不同文化之間，對不同人、不同地方可能代表不同意義，國內學者杜明勳等人認為靈性是個人對生命最終價值所堅持的信念與信仰；趙可式教授透過與癌症病人質性訪談後發現，靈性平安是與自己、與他人、與大自然、與至高者共融。

然而探討靈性與老化的關係時，其定義可將生命當成旅程，追求老化過程中的意義、平衡、整合與和好。在老年時期，靈性面的探索將比年輕時更顯得重要，根據一項追蹤二個不同世代達數十年的研究發現，從中年到老年這段時間，受訪者的靈性有很顯著之成長。這可能是因為隨著年齡增長，無法避免地必須面臨許多失落、身體的失能、疾病的罹患以及死亡，而靈性是這段過程中能夠幫助高齡者自我調整的重要應對策略之一。近期的研究能為此論點提供實證的基礎，首先，一個有關 277 位老年人靈性、宗教與健康關係的研究發現，靈性而非宗教，是自我評估健康狀態的獨立預測因子；韓國的研究也發現靈性較良好的老年人，有較好的整體健康，以及較低程度的憂鬱；而美國的研究也發現，靈性與重病的老年人是否產生憂鬱的比率有關。

4. 高齡者的靈性照顧

靈性照顧是針對面臨創傷、重病與憂鬱的人們時，能辨識出他們對於意義、自我價值、自我表達、信仰儀式的需求，並給予相關的支持。靈性照顧鼓勵跟人接觸，並建立富有同情心的關係開始，然後再看狀況發展，有時可以很簡單的，從當個熱切的傾聽者就好。有關提供高齡者靈性照顧的文獻很多元與豐富，可以大致區分為創造意義與生命回顧等兩大面向切入，近期文獻回顧中，提及建立信任關係、提供支持、舉辦儀式、關愛、祈禱、讀經、懷舊治療、生命回顧與生命故事、冥想、音樂、創造希望等等，都是有益於長者的靈性照顧方式。

參與藝術活動有助於健康老化

參與藝術活動對於高齡者的生理、心理、社會與靈性健康都有幫助，美國國家衛生研究院的國家高齡研究所（National Institute for Aging），2019 年 2 月在其網站上討論藝術對高齡者健康老化的正面影響，例如歌唱、戲劇表演訓練、視覺藝術等等藝術活動的參與。目前持續進行中的研究顯示，藝術活動對於長者的健康、認知功能、自尊心與幸福感都有幫助。而寫作、畫畫、編織能幫助 60 到 93 歲的高齡者感受到目的、成就感與自我成長。另外還有報告發現，參與藝術活動如繪畫、寫作、珠寶製作與音樂的高齡者，在生理與心理上都比較健康，比起沒有參與的老年人，參與藝術活動的高齡者，較少看醫師、吃較少的藥物、較不容易跌倒，而且較不感覺孤單。

結論

老年醫學與實證研究指出，高齡者的健康與良好的生理、心理、社會功能與靈性狀態有關。透過積極維持良好的生活習慣、有品質的社會關係，以及積極的社會參與，高齡者確實能夠保有健康，並且延緩疾病與失能的發生。社會整體若能對老化採取正向的文化觀，有助於高齡者適應面對老化之能力。多數高齡者擁有足夠的復原力，即使嚴重失能需要協助時，仍能保持樂觀與正向心情。靈性是老化過程中重要的應對策略，協助高齡者在面對創傷、重病與死亡時，尋求生命旅程的意義與價值。近年來的研究指出，參與藝術活動對於高齡者的生理、心理、社會與靈性健康都有正向影響，期待未來有更多本土的實證可以幫助進一步了解藝術對健康老化的影響。

參考文獻

國家發展委員會，《中華民國人口推估（2018至2065年）》。 瀏覽日 期：2020年2月29日，https://www.ndc.gov.tw/Content_List.aspx?n=84223C65B6F94D72

行政院主計總處，《國情統計通報2018》。瀏覽日期：2020年2月29日，https://www.dgbas.gov.tw/public/Data/8111516152198I9Y1K.pdf

張家銘、蔡智能，〈老年人之周全性評估〉，《臺灣醫學》，2003，7期，頁364-374。

Denham M., "Dr Marjory Warren CBE MRCS LRCP (1897-1960): The Mother of British Geriatric Medicine," *J Med Biogr*, 2011, 19: 105-110.

Hazzard W.R., Blass J.P. and Halter J.B., et al., (eds.), *Principles of Geriatric Medicine and Gerontology*. New York: McGraw-Hill, 2003 (5th ed.).

Life-Course, D.o.A.a. and W.H. Organization, *What is Healthy Ageing?* 2015, Accessed February 29, 2020. https://www.who.int/ageing/healthy-ageing/en/

Tazkarji B., Lam R., Lee S. and Meiyappan S., "Approach to Preventive Care in the Elderly," *Can Fam Physician* 2016, 62: 717-721.

衛生福利部國民健康署，《癌症篩檢介紹》。瀏覽日期：2020年2月29日，https://www.hpa.gov.tw/Pages/List.aspx?nodeid=211

Li Y., Schoufour J. and Wang D.D., et al., "Healthy Lifestyle and Life Expectancy Free of Cancer, Cardiovascular Disease, and Type 2 Diabetes: Prospective Cohort Study," *BMJ*, 2020, 368: l6669.

Blanchflower D.G. and Oswald A.J., "Is Well-being U-shaped Over the Life Cycle?" *Soc Sci Med*, 2008, 66: 1733-1749.

Cohen S., "Social Relationships and Health," *Am Psychol*, 2004, 59: 676.

曾愉芳、杜明勳，〈老年人的靈性照顧〉，《長期照護雜誌》，2007，11 期，頁 109-115

Chao C.S., Chen C.H. and Yen M., "The Essence of Spirituality of Terminally Ill Patients," *J Nurs Res*, 2002, 10: 237-245.

Daaleman T.P., Perera S. and Studenski S.A., "Religion, Spirituality, and Health Status in Geriatric Outpatients," *Ann Fam Med*, 2004, 2: 49-53.

You K.S., Lee H.O. and Fitzpatrick J.J., et al., "Spirituality, Depression, Living Alone, and Perceived Health among Korean Older Adults in the Community," *Arch Psychiatr Nurs*, 2009, 23: 309-322.

Koenig H.G., George L.K. and Titus P., "Religion, Spirituality, and Health in Medically Ill Hospitalized Older Patients," *J Am Geriatr Soc*, 2004, 52: 554-562.

Jackson D., Doyle C., Capon H. and Pringle E., "Spirituality, Spiritual Need, and Spiritual Care in Aged Care: What the Literature Says," *J Relig Spiritual Aging*, 2016, 28: 281-295.

Aging, N.I.o., *Participating in the Arts Creates Paths to Healthy Aging*. 2019, Accessed February 29, 2020. https://www.nia.nih.gov/news/participating-arts-creates-paths-healthy-aging

Cohen G.D., Perlstein S., Chapline J., Kelly J., Firth K.M. and Simmens S., "The Impact of Professionally Conducted Cultural Programs on the Physical Health, Mental Health, and Social Functioning of Older Adults," *Gerontologist*, 2006, 46: 726-734.

鍛鍊一生受用的心智肌耐力：創意高齡（Creative Ageing）

周妮萱
臺灣創意高齡推動發展協會創辦人、七分熟創齡行動平台共同創辦人、國立陽明交通大學神經科學所博士班

2025 及 2026 年間即將邁入超高齡社會的臺灣，與世界許多已開發國家同步迎來的是——如何重新定義「年齡」，進而打造更寬廣的道路，提升高齡人口的社會參與，朝向世代共融。你我的一生只會老一次，我們身處的世界，正面臨人類歷史上未曾出現的高齡光景，伴隨而生的議題如雨後春筍。過去，當從醫藥公衛的角度看待老化時，多從「生理」出發，然而「創意高齡」（Creative Ageing/Creative Aging）則以全新的角度，看待作為一個人，老年的潛力、多元的樣態，並完整詮釋何謂「健康」。[1]

「藝術」、「創造力」與「創意高齡」

創意高齡（下文簡稱「創齡」）的概念是這些年來，全人

---

1 世界衛生組織（WHO）：「『健康』是指一個人無論在生理、心理和社會適應上皆處於良好狀態，而不僅僅是沒有疾病或者不虛弱。」

類開始有意識的邁入前無古人、後無來者的高齡浪潮中，在一片「高齡海嘯」、「老化風暴」、「老後破產」、「下流老人」等負面定義下，少數讓人能恢復理智去看待「自己未來」的主題。來自西方的創齡，[2] 英文原文是 Creative Ageing/Creative Aging，中文有譯成「創意老化」或「創意高齡」，至於是否有標準定義，又或是誰最先「發明」這個字眼，則是百家爭鳴、難以論定，但無論如何，名稱只是其次，重點是內容以及能如何實踐。

從神經科學的角度，美國精神科醫師暨老人學專家 Gene D. Cohen 博士提出高齡者透過社交活動、藝術和社會參與，大腦仍可持續開發利用的論述。[3] 美國非營利組織 Lifetime Arts 提供了更精確的說明：「創意高齡是透過藝術文化參與，促進 55 歲以上的人們持續以其創造力參與社會的具體實踐。」具體的「功效」更是——引領我們解放關於年齡的自我束縛，同時鼓勵每個人都持續成長、學習並且終其一生皆能互助於社會。

筆者從自身作為照顧者與被照顧者遺族的經驗出發，於多年前開始深入研究並推廣創意高齡，在彙整不同國家對於創齡的定義後歸納出——創齡是以「創造力」為核心，藉由音樂、電影、文學、戲劇、舞蹈、美術等具創造性的行動和跨領域的

---

2 也有一說是來自日本，然而日本與美國或歐洲解釋有根本上的不同。

3 Gene D. Cohen，《熟年大腦的無限潛能》，李淑珺譯。臺北：張老師，2007。

共同協作，以人為核心（特別是長者），促進有品質的老年生活，開闢一條通往活躍老化（Active Ageing）的實踐之路。

藝術作為媒介：誘發每個人與生俱來的創造力與想像力

創齡的具體展現，在英國、美國、歐洲等處都是以藝術作為媒介，然而特別在升學主義至上如臺灣、日本、中國等亞洲國家，藝術往往是每個人升學路上最熟悉的陌生人。這樣的推廣難處在筆者於 2019 年代表安可人生受英國文化協會（British Council）邀請，與臺灣藝文組織、場域及工作者共同參訪「蘇格蘭點亮創意高齡藝術節」（Luminate Festival）[4] 並拜會蘇格蘭地區藝文與社會福祉相關單位後，漸有所解，感受隧道盡頭終有光；當時筆者向全程陪同的藝術節總監 Anne Gallacher 請益：「對於許多臺灣人而言，從小到大，大考前第一堂被數學或物理老師借走的課，往往不是音樂就是美術課，請問創齡的本質就是藝術嗎？這樣我實在很難說服臺灣人……。」Anne 笑著回我說：「我懂你的為難，其實在英國也是這樣。但我認為創齡的本質不是藝術，**藝術和有創造力的活動是個媒介，創齡的本質則是要藉此誘發每個人與生俱來的創造力和想像力。**」

也因此，Anne 與團隊所籌劃的蘇格蘭點亮創意高齡藝術

---

4 可參閱網站 https://www.luminatescotland.org/ 。

節是一場國家型活動，從 2012 年開始，至 2019 為止，已邁入第七屆，藝術節涵蓋的項目從繪畫、文學、合唱、詩詞、戲劇、舞蹈、展覽、電影、錄像、視覺等，應有盡有。作為一個透過藝術文化促成社會參與及對話的組織，他們的任務目標很明確地展現了全世界在邁入高齡時的共同課題：

1. 促成跨世代的交流。
2. 開拓每個人對於變老的創造力。
3. 藉由生命經驗分享交流變老對於每個人的意義。

2019 年，主辦單位將原本每年 10 月舉行的藝術節，調整至氣候相對和煦穩定的 5 月，為的正是避開蘇格蘭又冷又暗的漫長寒冬，讓所有年齡層的人們，特別是長輩，都能走出來參與活動。從 2017 年開始，藝術節調整為兩年一次、每次為期一個月，藝術節以外的時間則是持續推動全蘇格蘭境內的創意高齡計畫。[5]

創意高齡的發展，根據筆者觀察整理，目前在國內主要以美國和英國的概念最為常見並加以運用，而兩國的推廣模式也有所不同。美國以較實務性的方式有系統地發展「教學型藝術家」（Teaching artist），同時搭配參與藝文活動後的回饋評量作為參考依據，著重於模組的建立與傳遞；英國則以帶有哲學性思考「人的價值」為核心，透過如參與型藝術家

---

5 藝術節團隊因此目前也成為常態型的創齡組織，於蘇格蘭推動創齡相關發展計畫。

（Participatory artist）的培力、創齡藝術節、複合式據點、社會處方箋（Social prescribing）等跨領域創意合作，共同發展多元的推廣型態，著重於參與藝文活動當下「此時此刻」（Here and now）所共創的體驗價值。

英國美術館：「老男人們，來策展吧！」創齡研究與策展行動

前面談到創意高齡是以藝術作為媒介，引導人們學習如何在老化的成長過程中，與自己和世界好好相處。當創齡持續點亮全世界之際，作為世界衛生組織（下文簡稱 WHO）認定英國首座「高齡友善城市」的曼徹斯特，更進一步思考藝文活動參與中的性別差異：年長男性相較於女性，參與程度相對薄弱，其實這樣的現象不只是在英國，凡是需要「群體參與」的活動，男性往往是少數族群。

因此，曼徹斯特大學附屬惠特沃斯美術館（Whitworth Art Gallery）就此現象邀請來自各行各業的退休年長男性——公務員、老師、公車司機、工程師等——組成策展團隊，他們的共同特色是：一生幾乎甚至從未踏進博物館或美術館且鮮少參與藝文活動！館方邀請他們就自己有興趣的主題、擅長的工作任務進行策展，最後的展覽目標只有一個——吸引那些與你們一樣這輩子沒上過美術館的男人走進來。[6]

---

6 周妮萱，〈創齡放送局｜男士們，請走出家門擁抱藝文吧！〉。2018，

這項計畫涵蓋研究、活動、工作坊、出版與展覽，更編撰了《年長男性文化參與促進手冊》，該手冊明確指出藝文活動中，男性的缺席其實有其背後的社會文化因素，例如：男性被賦予的角色就是「專注於職涯發展」，而不被鼓勵維持自身的創造力，或者是投入需要社交的特定活動會讓人感覺「不夠男人」。此外，館方也在共創的過程發現許多過往藝文推動的盲點，例如大部分活動的行銷推廣總是以女性為主體，美術館藝術參與項目經理 Ed Watts 受邀來臺灣分享時就提到：「宣傳海報上幾乎都是女性、男生寥寥可數，這也讓男人們覺得這不干他們的事。」

在經過跨域和充滿創意的合作後，最終這場展覽據說創下美術館開館以來最多的男性參與，規劃團隊也樂於將這樣的資訊內容透過手冊與全世界分享。這本手冊中，團隊提出幾點供有志於發展年長男性參與藝文的讀者參考：

1. 賦予男性們明確的活動目的（Give it purpose）。
2. 創造可產生交流的自在氛圍（Have a laugh）。
3. 多多運用團體領袖的號召力與口耳相傳的宣傳力（Spread the word）。
4. 鼓勵創意並賦權給參與者們（They are full of ideas）。
5. 保持彈性且支持並建立參與者的自信與成就感（Mix it up and give it a go）。

---

https://ankemedia.com/2018/13893。

6. 在品牌形塑與行銷上避免性別刻板印象（Branding for blokes）。

失智與藝術的共創：生而為人的我們沒有不一樣

近年來在創意高齡的發展中，老化所伴隨的失智（又有稱認知障礙）議題更是眾所矚目。美國現代藝術博物館（MoMA）著名的「Meet me at MoMA」失智與照顧者博物館參與計畫，自 2007 年開始影響了全世界；英國也從劇場、舞蹈、創齡計畫乃至藝術節，全方位的視野和協作呈現此議題。

以 2018 年由英國「重現劇團」（Theatre Re）於臺灣登場的作品為例，「重現劇團」名聞遐邇的除了獨樹一格的演繹形式之外，他們向來在文本構思期間，就熱愛促成跨領域合作，這場名為《在遺忘之後》（*The Nature of Forgetting*）[7] 的表演也不例外，導演兼男主角 Guillaume Pigé 說：「為了創作這齣戲，我們和倫敦大學學院神經科學教授凱特・傑弗瑞（Kate Jeffery）合作，以記憶、失憶方面的研究作為探討的基礎和根據。我們也訪問了老年人和失智症患者，嘗試結合科學和實際經歷。」此外他更進一步提到：「我們的劇作要談的並非失智症，而是生命的脆弱，還有我們記憶消逝後會留下那種永恆的『什麼』。」

---

7 周妮萱，〈創齡放送局｜《在遺忘之後》你留下的是什麼〉，《安可人生》網路專欄。2019，https://ankemedia.com/2019/16158。

同樣關注於失智議題的英國演員 Carey Mulligan 曾說：「失智症的人們，他們依舊是『人』，有著自己的故事、性格與生命歷程，他們仍舊是獨立的個體，而且都是獨一無二。他們需要的只是，像個『人』」一樣被對待著，持續參與社會。」用藝術照見「人」的本質，正是創齡的初衷。

社會的回聲：藝術為超高齡發展點燈

無論什麼樣的族群，有一個肯定的事實就是——沒有意外，每個人都會變老。藝術原本就是「因著社會環境發展」內外交互反饋的成果，隨著超高齡社會來臨，可以見到越來越多的藝術創作開始呼應老年相關議題，同時也有許多組織從多方角度攜手打造屬於臺灣的創齡社會。

筆者曾服務的《安可人生》雜誌這些年來透過內容報導，介紹了全臺灣從南到北各種創齡發展活動與計畫，更持續對接臺灣與國際的創齡資訊，藉由實際行動如成立「後青春繪本館」，推動熟年繪本閱讀服務，也曾建立臺灣創齡交流平臺提供創齡顧問、諮詢、策劃。除了產出豐富的創齡資訊，更進一步具體落實創齡的臺灣實踐，並以跨領域的開放心態與不同的組織合作，如與在宅醫療攜手的「共生創齡公益沙龍[8]」、分享國際經驗的「創意高齡・跨域合作：2019 臺英交流分享暨

8　周妮萱，〈創意高齡｜當醫療場域成為創造力的時代新據點〉，《安可人生》，2020，18 期，頁 84-85。

創齡平臺啟動」、匯聚國內專業跨域交流的「創齡在臺灣，一起找夥伴｜ 2019 創意高齡跨域實務專業論壇暨行動工作坊」[9]等，亦是推動臺灣創齡實踐的跨域組織之一。

用創意高齡造一座橋：給未來的自己走

臺灣過去無論是因功利導向或傳統民情使然，「藝術」對於多數現在已成為中年或熟年的夥伴，永遠是心裡「最遙遠的距離」。然而幸運的是，小時候的藝術課或許逝者已矣，但這些年因藝術對於身心支持和活化的重要性正逐漸被證實，加上全世界掀起「文化共融」熱潮，讓人感到「藝術生活化」的可能性再度來者可追。

從思維的轉變到行動的改變，連 WHO 都以大規模研究成果展現「藝術顧身體」[10] 的概念之際，除了有越來越多的活動和計畫產生，有一天，當我們從未來回頭探望現在，每個世代應當已發展屬於自己特色的「創齡社會」；或許 20 年後，屬於我們所謂的「社區照顧關懷據點」將不再單向的由政府從上而下，指定各區的鄰里活動中心或里長辦公室，而是現在你我日常中所熟悉的咖啡館、博物館、美術館、書店、藝廊甚至診所，這些與我們一路相伴成長、變老的場域，才是屬於每個人

9 周妮萱，〈安可創齡年度觀察：翻轉舊思維！不可不知的「創齡在臺灣」〉，《安可人生》，2019，16 期，頁 51-61。
10 周妮萱，〈藝術顧身體 醫養照顧的新思維〉，《創新長照》，2019，5 期，頁 90-91。

生命脈絡中真正的時代據點！

你我的一生都只會老一次，100 種人，就有 100 種長大變老的方式，華人的世界，較少將每個人視為獨立的個體，也因此整體社會和教育都告訴我們要如何考上好學校、研究所，進入前幾百名大型公司上班，卻從來沒有提到「有一天倘若離開了學校、離開了職場甚至家庭，『我自己是誰？』」然而，這樣的自我價值探索不正是日復一日，與年齡息息相關的人生課題？

因此，創意高齡的認識與發展我們必然不同於西方，在臺灣，不只 55 歲以上要談老年、談創齡如何實踐，越年輕的世代越要展開對話，打造屬於自己的「心智肌耐力」（Creative muscle）。因為透過創意高齡，我們正在「與未來的自己相遇」。無論選擇什麼樣的方式迎向未來的自己，想清楚了嗎？專屬於你的「創齡原力」是什麼呢？請勇敢的去找尋，一旦找到了，請放心，創齡原力將永遠與你同在！

藝術介入失智照護的臺南經驗

白明奇
成功大學醫學院神經科教授、老年學研究所所長、成大醫院失智症中心主任、熱蘭遮失智症協會理事長

序言

藝術為何？欣賞風景和看一幅畫有何不同？自己來畫一幅又如何？藝術如何產生？藝術又如何被創造？這是很難回答的問題。

人們需不需要基因、神經元、細胞受器來欣賞藝術？雖然藝術就在身邊，人們卻輕易地從旁邊經過，把藝術當作石頭、草樹或是路燈。

音樂、舞蹈、捏陶、剪紙、演戲呢？

失智簡介

失智症是一群專門奪取人們記憶等認知功能的症候群（狀態），失智病人除了失憶、迷路、失語、失認、執行障礙、判斷力變差之外，有可能出現妄想、幻覺、焦慮、憂鬱、遊走、激動等精神症狀，並且逐漸失去生活的自主性。失智症以阿茲

海默氏症、路易氏體症、血管性失智症、額顳葉失智症、巴金森氏失智症最為常見，更有新型簡稱為 LATE 的失智症，正確的診斷，是失智症照護開始。

失智的治療

長久以來，我對於失智症的藥物治療，都是抱著持平的態度。

乙醯膽鹼酶抑制劑（ChE-I）或 NMDA 拮抗劑對一半以上的失智者有延緩惡化速度的效果；然而，如前所述，失智症的種類很多，有時要即時做出正確的診斷並不容易，同時，病人大腦之內有一種病變以上的混和型失智症相當常見。由於以上種種因素，導致藥物療效有不確定性。在便宜、又值得信賴的生物標記（可以在病人生前、尤其疾病早期確診各種失智症的檢查）能夠普遍使用之前，現實世界中，早期診斷及早治療的理想，不易實現。

面對失智病人的問題行為與精神症狀，我總是花時間勸病人家屬，除非照顧者已經到達筋疲力盡的地步，否則以不使用抗精神藥物為原則。抗精神藥物固然對部分症狀有立即效果，長期使用抗精神藥物，卻經常引發動作遲緩、身體僵硬，進而易造成跌倒、骨折、吸入性肺炎、泌尿道感染等意外，也增加新陳代謝病與中風的機會。現實上，為了提升失智者與照顧者生活品質，必須有其他方法才行。

除了解決擾人的問題行為與精神症狀，維持失智病人的認知功能，也是失智照護的目標。在這樣的現況之下，藝術介入可能提供一個解方。

臺南經驗：臺灣博物館平權創舉

2014 年，當時即將成立 10 年的臺南市熱蘭遮失智症協會與國立臺灣歷史博物館合作，開辦活動邀請失智者參觀博物館。為了這個活動，工作人員十分謹慎，除了幾次的展前討論會，我也親自到臺史博向館員與志工們介紹失智症；更安排幾組病人與家屬進行小規模試辦，仔細確認步驟之後，才放心於 10 月 4 日正式的大規模地舉行。

活動當天，所有參加者於成大醫學院大門合照後浩浩蕩蕩地出發（圖一），雖然大家很擔心突發狀況，秩序總算良好。

經過簡報，依照設計路線來到幾個場所，原來安靜不語的洪姓病人看到館中展示的鄉間土角厝，竟然侃侃而談，連陪伴家屬都感到十分驚訝（圖二）。來到仿照當年小學教室的角落，呂理政館長講到當年說臺語要罰錢的往事，立刻引發你一句、我一句。中午，大家有秩序地吃著午餐，後一起乘坐糖廠火車，重溫兒時回憶；最後，館方還讓來賓動手製作版畫，留下珍貴的記憶。後來我才知道，這是臺灣歷史上博物館平權運動的開端。

兩年後的 2016 年夏天，因緣際會認識高鐵臺南站古李安站長。古站長很熱心，7 月 1 日贈 40 張票，安排幾組失智病人及家屬 7 月 5 日搭乘高鐵參訪故宮南院，又是另一件值得記錄的雅事。

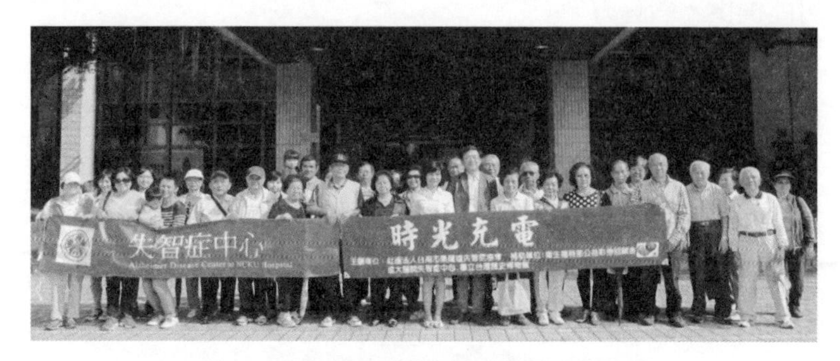

圖一：時光充電活動參訪臺灣歷史博物館

說明：臺灣歷史上博物館文化平權的開端。
資料來源：熱蘭遮失智症協會提供。

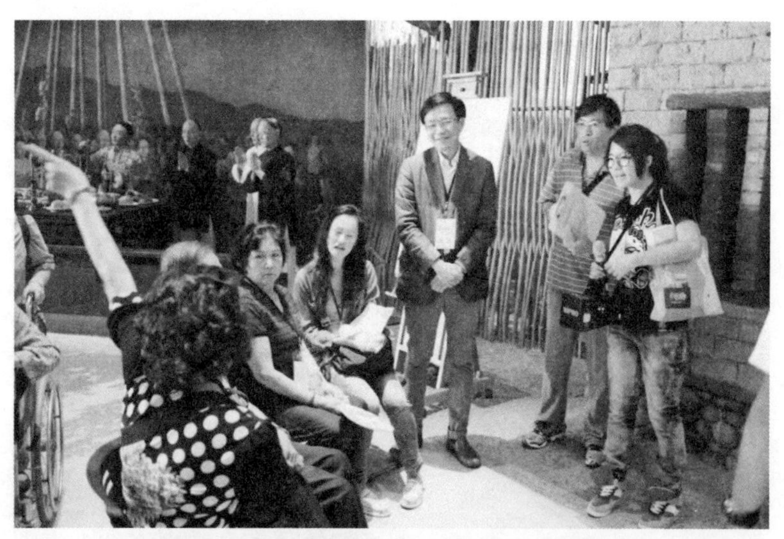

圖二：時光充電活動參訪臺灣歷史博物館

說明：病人看到館中展示的鄉間土角厝，侃侃而談。
資料來源：熱蘭遮失智症協會提供。

其他幾個實例

例一：用顏色表達情緒

十幾年前，有一位原發漸進失語症（primary progressive aphasia）的病人來到門診，雖然語言功能逐漸喪失，但記憶、判斷等功能還算正常。那時我也剛好從文獻得知，額顳葉失智症者腦中的病變會激發或改變畫家繪畫的風格而心存驚訝，當時也剛好邀請美國加州大學舊金山分校布魯士・米勒（Bruce Miller）教授來臺南演講，舉行一場藝術與神經學的討論會，米勒的演講讓我清楚了解細節。會議之後我建議家屬，如果可能，就去聘請美術老師教病人畫畫，並請家屬在病人學畫的過程中不要過於嘮叨；出乎意料地，病人的行為問題改善了，每天專心地畫畫，還把心情表露在作品之中（圖三）。

當然，這些作品無法與美術館的藝術作品相比，然而卻埋下了後來我從事藝術介入老人與失智的種子。

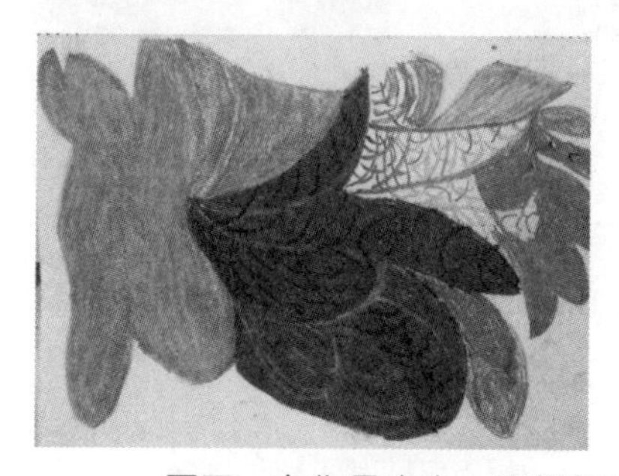
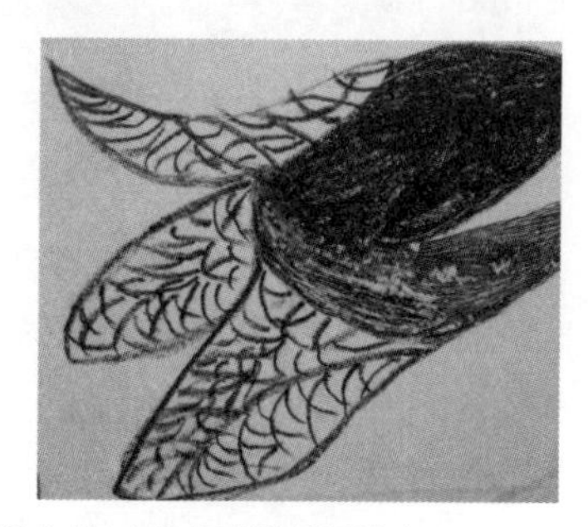

圖三：在作品之中，用顏色表露心情（作品翻拍照片）

說明：原作左為彩色，右為黑白。
資料來源：作者提供。

例二：阿嬤畫家

2009年，我收了一位老太太住院，她除了記憶力很差之外，還有亂發脾氣、不認得家人等混亂的行為。有一天，我帶著住院醫師查房，她的先生站在面前，老太太卻認不出來，吵著要找先生；媳婦很聰明，讓他們用手機通話，兩個老人就這樣面對面用手機談了一陣子，這讓目睹這一幕的我相當驚訝。出院時，媳婦詢問我的意見之後，開始用平板電腦讓婆婆塗鴉，並請專人教老太太執筆畫畫。逐漸的，老太太迷上了繪畫，整天坐在畫架前作畫，也大大改善了混亂的行為與精神症狀（圖四）。

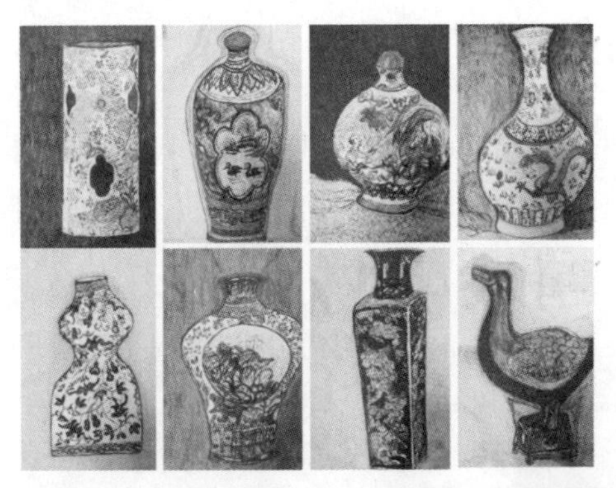
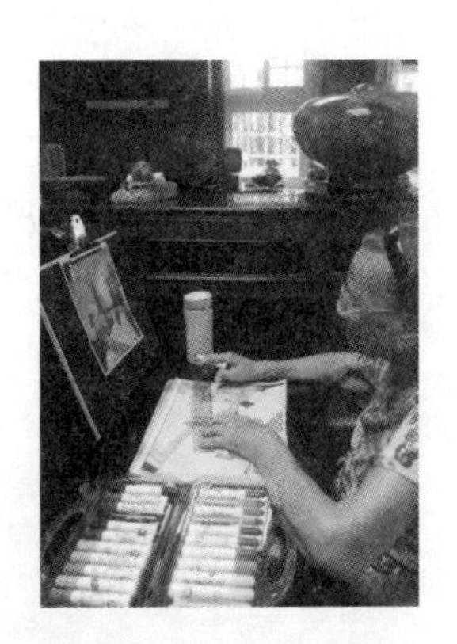

圖四：阿嬤畫家

說明：迷上繪畫，整天坐在畫架前面作畫，大大改善精神症狀。
資料來源：黃美靜提供。

2016年春天，我正在日本，在關西機場時收到老太太媳婦傳來的簡訊，她說：「婆婆要開畫展了，還出了一本小畫冊，希望我為這本小冊寫序。」〈推薦序〉中我寫下了這句話：「老天奪走她的記憶，便會還給她藝術。」2020 年，當這門藝術介入課程開記者會的時候，媳婦還寄來一張老太太和先生在住家院子的合照呢！

例三：南美奇緣

2019 年春天，透過翁政義校長的安排，在一場晚宴中認識臺南市美術館潘襎館長。我們一見如故，隨後書信以及拜會互動頻繁，促成了南美館與成大老年所的合作協定（圖五），以及後來這門課的開設。郭立杰、楊金峯兩位老師，則是後來加入共襄盛舉的成大教授。

同年夏天，我很榮幸受到潘館長的邀請擔任南美館「柏川講堂」的首位演講者。潘館長看到許多願意買票參加這場講座的年輕聽眾感到很訝異，也更加深持續推動博物館平權的正確方向。

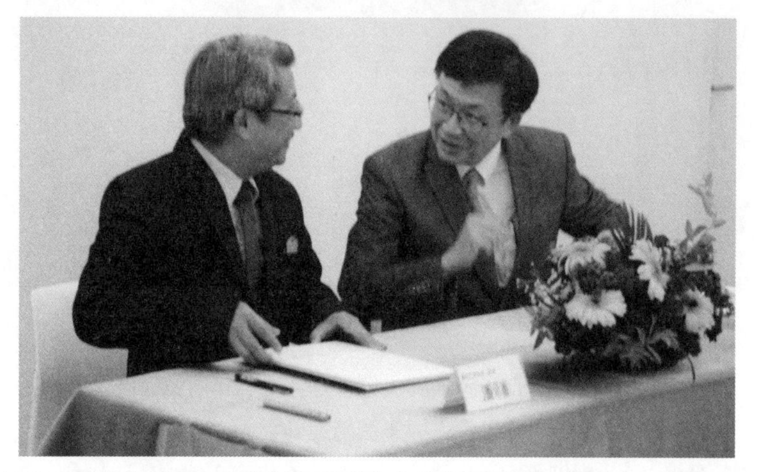

圖五：成大老年所白明奇所長與臺南市美術館潘襎館長簽訂合作備忘錄

資料來源：林淑錦提供。

藝術介入老人與失智課程

「藝術介入老人與失智」是成大老年所創新課程，具有創新、跨域、有系統、授課內容結集成冊等特色。

2020年初，在新冠病毒疫情威脅下，經過好幾天的考慮，決定還是如期召開記者會來介紹這門課程，結果好評如潮。這門課幸賴成大藝術研究所楊金峯所長、職能治療研究所所郭立杰教授及南美館潘襎館長共同籌劃與支持，才得以開設。記者會當天，成大林從一副校長、醫學院沈延盛院長、文學院陳玉女院長、安可人生高有智執行長親臨致詞，妙語連珠，記者們更是出席踴躍、相當熱情。兩周之後，這堂課就如期開始了。

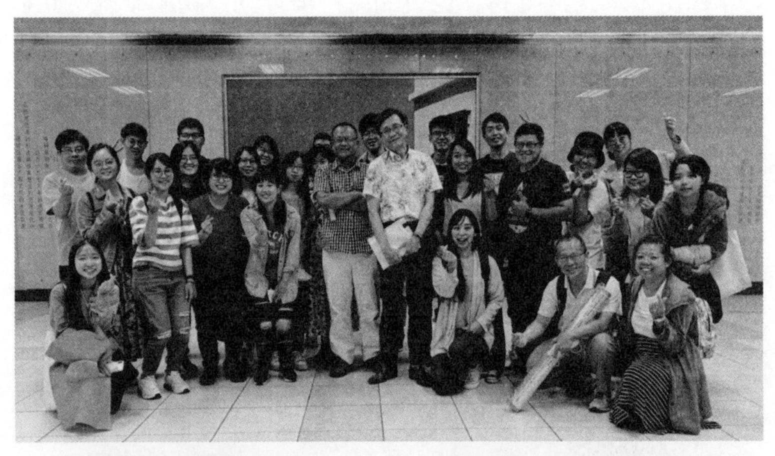

圖六：「藝術介入老人與失智」是成大老年所創新課程
「藝術介入老人與失智結業式」

資料來源：作者提供。

開課當天有個插曲，我心血來潮親自拜訪成大推廣教育中心辛致煒主任，相談甚歡，立刻得到辛主任的青睞，當場決定下午開錄整學期的所有課程，幾個月後，這門課也登上了成大數位學習（N-Learning）課程之一。

未來

拜媒體之賜與理念相同的有志之士串聯，我陸續接到許多團體與活動的邀請，包括 NPO 總裁會議、臺灣創齡藝術節、臺中市政府以及擔任國家文化藝術基金會審查委員兼主委，有機會學習或分享藝術介入的理念，更在 2020 年臺南失智照護博覽會上，大力介紹藝術介入失智照護的可能性，這年的博覽會主題為「失智照護的文藝復興」，頗為呼應。

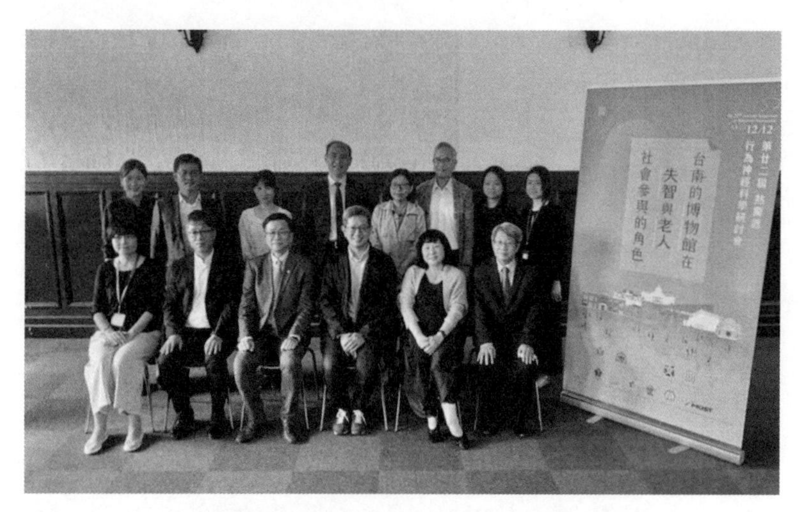

圖七：LiHA Pass 公開記者會「臺南五館通用快樂處方箋（LiHA Pass）」
資料來源：成大醫學院神經學科提供。

在臺南，我逐一拜訪當地五個博物館館長，並獲得認同與支持，發行臺南五館通用快樂處方箋（LiHA Pass，LiHA 取 Literature、History、Art 縮寫）（圖七），鼓勵足不出戶的臺南老人或認知障礙者踏出家門，接受藝術的洗禮與刺激，享受陽光、活動筋骨、與人互動，並可活絡商圈，一舉數得。隨即邀請臺南博物館與美術館群館員與同仁於成大博物館召開研討會。政大新聞系聞聲立刻南下採訪，漢聲廣播電臺也安排兩個小時的專訪介紹 LiHA Pass 等。

成功大學老年學研究所、成大醫院失智症中心與南美館、熱蘭遮失智症協會更相繼合作，開設辦理臺南美術館工作坊、熱蘭遮失智症協會課程如 Z-Cafe、Z-Jazz、Z-Music、Z-Painting 等。可以想像的未來，臺南藝術介入老人與失智的活動將持續展開，蓬勃發展。

臺南市美術館的失智友善平權計畫

潘襎
亞洲大學美術館館長、成功大學老年學研究所兼任教授、臺南市美術館前館長

向來一座美術館往往被視為藝術作品展示的場域之外，同時也是美術教育的場所，除此之外美術館還能做些什麼呢？誠如美術館從最早期的希臘神殿旁的寶物收藏庫為起點，逐漸發展到貴族王公私人文物典藏，最終法國大革命的到來，正式開放博物館，成為公開展示文物的場所。即使如此，並非所有人都能以其平等權利來參觀美術館，因為不論是身體狀況或者是心靈狀況，或者說是博物館生態、經營者以及觀眾，都會侷限這些不同族群、身心障礙者參觀美術館的可能性或者參觀品質。臺南市美術館（以下略稱南美館）作為一座 21 世紀的美術館，是否有應該不同於上世紀的美術館，必須要更積極確認自身應盡的責任呢？

博物館參訪者的平權理念，最足以顯示出時代變遷之下，一座美術館對於觀賞者所應具備的責任與角色。因此，本文主要以南美館從籌備到開館之後，關於高齡失智的理念形成與推動計畫，詮釋南美館對於此一計畫的相關實踐與觀點。

城市美術館的歷史記憶

「雖然我們會期待美術館和博物館提升經濟的繁榮，但他們最主要的任務，應該是提升文化能量，讓城市市民在享受藝術的同時，對地方過往的歷史、藝術、文化有所了解，在這個基礎上建立城市的認同。」[1] 美術館向來作為展示作品的場域，說明美術館的定位之前，實際上立即浮現的問題是這座美術館與土地的關係。為什麼從一座美術館所在地開始說明美術館的存在價值呢？首先我們必須知道，建造這座美術館的意義是什麼？

美術館的參訪者是人，而人的存在除了對於當下所看到東西的興趣之外，另外必須注意的是時間、空間所限制下的人的存在，使得人的價值取向獲得認同。這種價值取向連結了美術館與人之間的脈絡；細而言之，一者是空間，一者是時間。

空間的存在與時間的延伸，使得市民得以獲得存在於這個空間的記憶，對於城市而言，城市存在的價值除了提供市民的生活場域之外，這座城市自然應該給予市民一種歷史記憶的再現場域。為此，城市美術館或者博物館往往必須對於這座城市的美術給予其適當定位。

---

1 董昱，〈行政法人先行者——臺南市美術館的經營與挑戰，專訪館長潘播〉，《新北市文化》。新北：新北市政府，2020，頁 35。

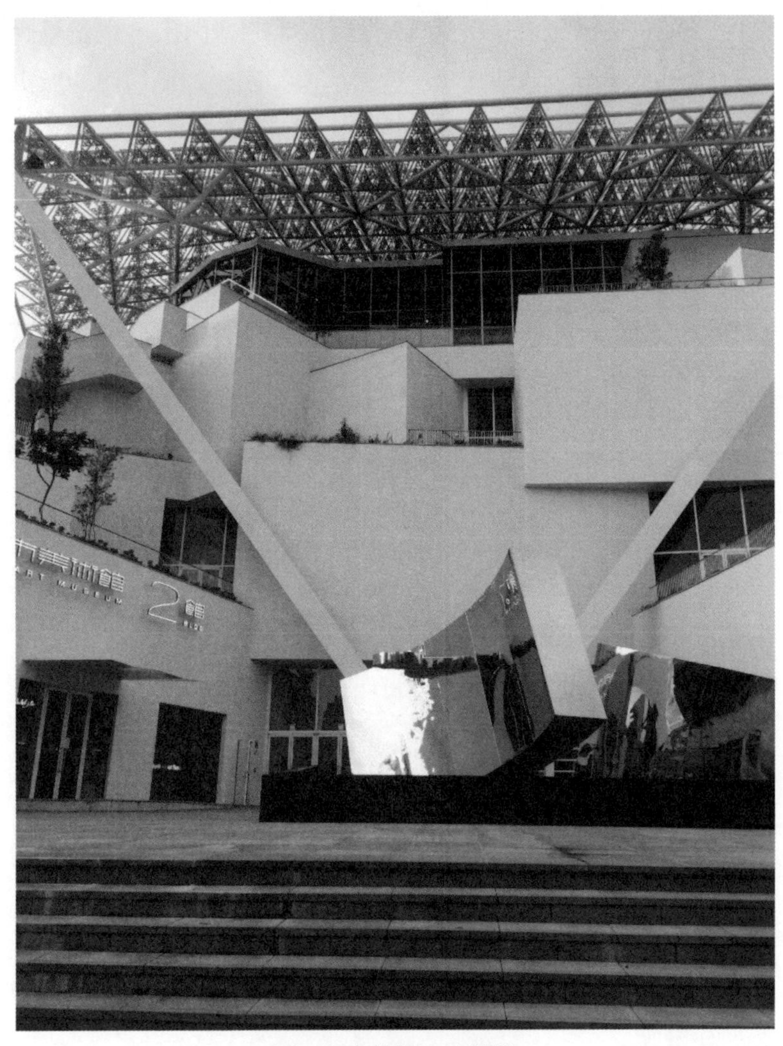

圖一：南美館 2 館外觀

說明：南美館 1 館前身臺南州警察署，國府來臺後為臺南市警察局。南美館 2 館所在地前身為臺南神社、忠烈祠、體育場、公 11 停車場。每個階段皆與臺南市歷史發展息息相關。

資料來源：作者提供。

南美館位於臺灣第一座 17 世紀以來的臺南市，也是臺灣最早的一座城市。自然而然，南美館必須回應這座城市的歷史記憶；既然是歷史記憶，同時也是市民生活當中記憶一環，只是有些已經消逝，有些則受到忽視。為此，南美館從籌備時期以來，即對於大量捐贈且在臺灣美術史與對於臺南具有貢獻的畫家，進行籌建藝術家專室的構想。透過長期典藏於藝術家專室的作品展示，建構起市民與城市的連結關係，因此有「南薰藝韻：陳澄波、郭柏川、許武勇、沈哲哉畫家專室」的誕生。不只如此，南美館也著重在與市民生活與記憶具有關聯的展覽，最明顯的例子為「向眾神致敬——宮廟藝術展」，將傳統技藝與當代美術進行對比展覽，搬上美術館展間，藉此使得市民在日常生活的記憶與當代藝術的演繹得以連結起來。城市美術館原本就是對於城市發生的事件進行展覽、詮釋以及教育推廣，使得美術館與市民生活現實場域產生有機連結。

「我在成大做學生的時候，喜歡在臺南市的街巷中穿行。狹小又彎曲的巷道，低矮又暗淡的房屋，只有在巷弄交叉處有些明亮開放空間，突然就會發現一座小廟面這空間而立。」[2] 漢寶德畢業於成功大學建築系，他認為即使是建築形貌與臺灣不同，其細胞式的組織與西方中古城市沒有什麼不同。博物館承載著展示一座城市的記憶或者新潮的藝術表現之外，博物館還要做什麼呢？

---

2 漢寶德，〈城市與博物館〉，《邁向繆思：漢寶德談博物館》。臺北：典藏藝術家庭，2019。

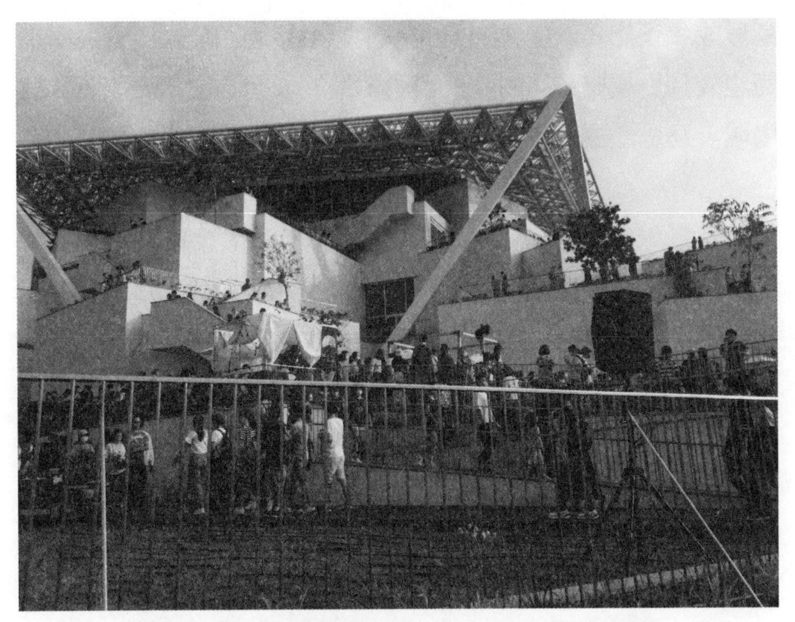

圖二：2020 年臺南市美術館 2 館戶外森山市集

說明：美術館平時除舉辦定期展覽之外，也經常結合相關社會與政府資源舉辦各項活動，凝聚市民參與感的幸福感。2020 年由臺南市政府觀旅局主辦、南美館協辦的森山市集兩天聚集十萬人。

資料來源：作者提供。

平權理念的建構

南美館開館之前即自許為一座全民美術館，就這項宣示而言，看似簡單其實不容易。全民自然必須使得各年齡層、各族群都能樂參與，樂於前來這座美術館享受審美的趣味。身為一個獨立個體有自由參與文化的權利，這樣的認知並非人類與生以來即自覺到，而是必須經歷漫長歲月的文明發展歷程才能逐漸形成。正如同一座博物館的基本雛形是起源於神殿寶藏庫，隨之成為貴族典藏品的收藏場所，最終成為為大眾公開開放的場域，乃是一種人文素養發展的歷程。

> 我想，這或許是因為在臺灣當前豐沛文化能量的背後，有一個活躍的公民社會（Civil Society），因而賦權（Empower）許多相對邊緣的族群、倡議了許多非主流的價值，建構了如今臺灣成為亞洲在民主自由、創意文化即多元人權的指標城市。[3]

只是，博物館是一個固定場所，如何使得廣大民眾都能參與這座博物館呢？如果身體障礙，或者身體雖沒有障礙卻是因為某種疾病而無法參與美術館的文化活動，博物館應該如何呢？前者透過友善設施逐步獲得改善，後者則必須藉由人文素養的培育才能逐步形成。

根據國家發展委員會人口發展推估，臺灣從 2018 年起已經進入高齡社會，65 歲以上人口佔總人口比例 14%，這種趨勢甚至會急速發展，2025 年將高達 20%，臺灣將會成為超高齡社會。[4] 依據衛生福利部民國 106 年報告指出，臺灣老年人的休閒活動當中，竟然高達 80% 的老人是透過觀看電視來獲

---

3 張鐵志，〈一個開放的臺灣〉，《臺灣藝術指南》。臺北：典藏藝術家庭，2019，頁 96。

4 國家發展委員會，〈高齡化指標〉。瀏覽日期：2020 年 9 月 5 日，https://pop-proj.ndc.gov.tw/chart.aspx?c=10&uid=66&pid=60。

得休閒。[5]臺灣的老人在知識性活動，甚而戶外活動比例明顯偏低。許多高齡者在家中透過電視獲得娛樂，對於移動到戶外休閒進行社交意願普遍十分低落。因此，不僅一般民眾，甚至老年人都擁有文化平權的權利，大眾對這卻依然茫然不知。

「文化平權更直接挑戰弱勢團體所承受的社會隔離，強調在保障物質平等外，促進弱勢族群、邊緣團體，尤其是偏遠地區或身心障礙、窮苦、年老及少數族群文化參與的平等權，意即平等概念遍及基本人員的各種面向。」[6] 即便文化平權具有如此崇高理念，但是正如同學者所言，即使有所謂《世界人權宣言》，但是最大挑戰與最脆弱之處在於個人與社群，往往缺乏對於自身權利的了解，遑論如何去實踐其權利的方法。[7]

因此作為一個白天型的美術館，相較於地方文化中心或者國家展演廳的演出大多在晚上，具有帶動生活習慣的作用，靜態的美術館與博物館相對欠缺此一理念。關於此點，作為一做 21 世紀的美術館，為了實踐全民化的理念，臺南市美術館將每周六開放參觀的時間延長到晚上 9 點，試圖藉此改變市民以及參觀者的習慣，希望藉由開放時間的延長改變參觀者參與美術館活動的生活樣態，使得民眾得以藉由美術館開放時間的延

---

5 國家發展委員會，〈高齡化指標〉。瀏覽日期：2020 年 9 月 5 日，https://pop-proj.ndc.gov.tw/chart.aspx?c=10&uid=66&pid=60。

6 引自鄧宗德，〈友善平權的博物館兒童人權教育〉，《博物館與文化》。臺北：中華民國博物館學會，2019，頁 7。

7 引自鄧宗德，〈友善平權的博物館兒童人權教育〉，《博物館與文化》。臺北：中華民國博物館學會，2019，頁 7。

長，獲得參與文藝活動的機會。除此之外，就是逐步在館員、志工心態上建構起文化平權的理念，進一步接納失智患者的參訪。

高齡失智的美術館近用

在英國，2005 年由半官方的博物館文獻庫理事會首度將「健康與福祉」、「更有利更安全的社區」及「強固公眾生活」列為博物館通用的社會成效。在此之下列出四項主題，分別為鼓勵健康的生活方式及對心理和身體福祉做出貢獻、支持照護與康復、給予高齡社會人口獨立生活的協助、幫助孩童及青少年享受生活及做出正面貢獻；[8] 逐漸在社會處方箋起始國家——英國——已經將健康福祉納入博物館營運的思維當中。筆者於 2017 年 3 月 17 日臺南市長賴清德先生聘認為第一屆臺南市美術館董事會董事，即向籌備初期的館長、副館長提出，高齡失智必須納為本館服務項目，可惜並未獲得回應。隔年 2 月 1 日筆者接任第二屆館長後，開始諮詢臺南藝術大學博物館研究所所長劉婉真教授，尋求在硬體工程完工前，如何使未來開館後，得以服務兒童、高齡友善計畫推動的相關配套須知。為此召開數次館內空間定義會議，逐一盤點館內設施是否足以因應高齡化社會與少子化社會的必要作為。接著，邀請人智學專

8 黃心蓉，〈博物館的療癒之旅：其脈絡、趨勢與啟示〉，《臺灣美術》。臺中：國立臺灣美術館，2021，頁 13。

家余若君老師協助，聘請瑞士建築師 Johannes 依據人智學理念設計完成兒童藝術中心、創意工坊，達到空間足以多元活用的機能。

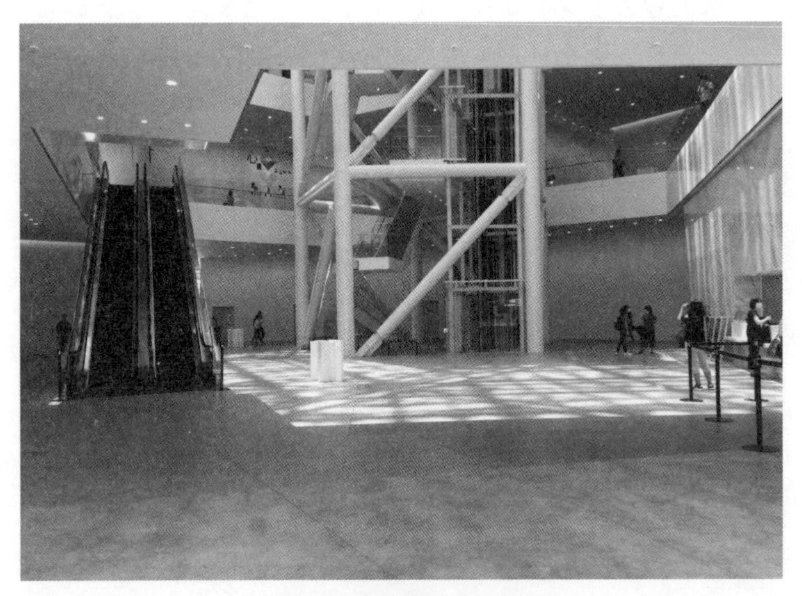

圖三：南美館 2 館大廳

說明：筆者在南美館籌備期間，即諮詢博物館學專家為日後館內兒童、高齡、失智等設施進行設置評估，成立了兒童藝術中心、創意工坊等多元空間。

資料來源：作者提供。

美術館的發展與時俱進，必須要因時因地制宜，擬定美術館發展目標。幸而，南美館從開館前即將友善平權理念納入發展初期必要政策，具體理念即建構在「全民美術館」的概念。

> 為確保不因特定身分、社會性別、身心狀況、年齡、地域、族群等原因而限制公眾參與藝文活動，文化部積極推動文化平權政策，持續引進及鼓勵多元友善平權的各式藝文活動與計畫，以弭平文化落差，落實文化平權及文化近用，展現臺灣多元社會及文化多樣性的特色。[9]

2017 年文化部開始推動平權計畫，因此有了上述的政策取向。南美館在 2019 年 8 月 17 日與成功大學老年學研究所簽訂合作計畫，期許善盡一座博物館的社會責任，宣示高齡友善平權為南美館發展重點項目。當天並且舉行初次南美講堂的柏川講座，由國立成功大學老年學研究所所長白明奇教授主講〈藝術介入失智症照護的臺南經驗〉，當時講廳客滿，年輕族群佔有出席率的 60 至 70% 。很顯然地，失智議題已經成為社會關注的議題，不只如此，藝術介入高齡失智的課題也獲得普遍關注。

成大老年所積極推動雙方合作，由老年所研究所主導在 2020 年上半學期開設「藝術介入高齡失智」學分課程，除了老年學所之外，結合藝術學研究所以及南美館共同推動。這門課程獲得成功大學評鑑為「大學創新與大學社會責任之教學特優獎」。老年學研究所所長白明奇教授於 6 月 22 日為南美館志

---

9 文化部，〈文化部積極落實文化平權　平等參與文化活動〉。瀏覽日期：2020 年 9 月 5 日，https://www.moc.gov.tw/information_250_71265.html 。

工發表演講〈忘川流域：失智症船歌〉，使廣大志工獲得這方面知識，作為失智症日後參觀美術館的準備工作。7月27日南美館透過「熱蘭遮失智症協會」安排，輕度失智症患者利用周一閉館期間，進入美術館進行藝術觀賞，教育推廣部所有成員、實習生共同參與，會後並進行開會檢討。

> 文化生活是人民的基本權利，國家必須積極確保人民的「文化近用」，不會因為身分、年齡、性別、地域、族群、身心障礙等原因產生落差。臺灣是個多元文化並陳的社會，在文化上，肯認多元群體之文化差異，使臺灣各族群能互相認識並了解彼此之差異，進而接納且欣賞不同文化所具有的差異，以避免各種形式的歧視與偏見。另於資源分配上，應追求有效及均等，使所有人都有均等的機會，也避免資源重疊而失去效用。[10]

作為一座開放性的美術館，除了必須敞開有形大門之外，最為重要要的是無形的心理門扉必須打開，以文化平權理念接納各種人，使得他們在受到尊重的情形下參與文化活動。

筆者（白明奇）在臺南為臺灣推動失智預防工作將近

---

10 文化部，〈文化平權〉。瀏覽日期：2020年9月5日，https://www.moc.gov.tw/content_413.html。

> 25 年，內心有感，深覺要做好失智照護必須要有三個條件，那就是人民素養、社會資源以及及時診斷。其中人民素養是一種把人當成人的文人精神的態度，有這樣人民素養的社會，失智症才會受到重視。[11]

美術館並非醫療機構，但是美術館卻必須積極以其擁有的社會資源成為市民生活的一環，成為市民參與社會活動的重要場域，與此同時，給予市民開啟人文素養的重要精神鑰匙，喚起市民尊重獨立個體的文化參與權利。

2020 年 8 月 12 日，接到白明奇教授通知，已經開出他的第一張參觀南美館的「處方箋」，對於一座美術館文化平權理念而言，這是藝術介入失智症的劃時代開始。因為，這不只是一塊敲門磚，同時也是喚起博物館界基於人文素養的文化平權處方箋。藉著，南美館與成功大學老年學研究所、熱蘭遮失智症協會合作在美術館內創意工坊舉行「畫你所話」視覺藝術工作坊，使得三方合作從演講、志工訓練課程、失智者參觀美術館到實作成果逐一落實。白明奇教授透過「熱蘭遮失智症協會」持續耕耘二十餘年，最終以熱忱與持續的實踐力，促成臺南市內五大博物館，分別為國立臺灣歷史博物館、國立臺灣文學館、臺南市美術館、國立成功大學博物館以及奇美博物館聯合發行「LiHA Pass」，共同為失智與高齡議題建立旅程碑，使

---

11 白明奇，〈聖誕老人來了〉，《松鼠之家：失智症大地》。臺北：遠流，2018，頁 198。

得博物館營運關注到健康與福祉的嚴肅課題。臺南市五大博物館共同發行的「LiHA Pass」乃是文學、歷史與藝術等領域的博物館護照，具有跨域與整合的積極意義。這一護照的發行也開始成為一項被關注的研究起點。[12]

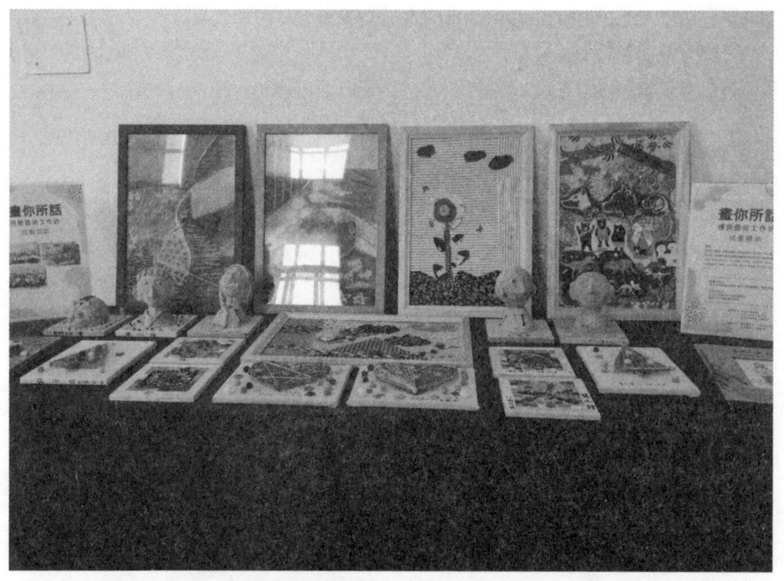

圖四：由職能治療專家黃百川教授指導的「畫你所話」失智者實作成果展示

說明：畫你所話由專家與老師指導，每週五在南美館 2 館創意工坊舉行實作課程，為期五週，其成果在國立成功大學博物館舉行「第 22 屆熱蘭遮行為神經科學研討會：臺南的博物館在失智與老人社會參與的角色」上發表現場。

資料來源：作者提供。

---

12 黃心蓉，〈博物館的療癒之旅：其脈絡、趨勢與啟示〉，《臺灣美術》。臺中：國立臺灣美術館，2021，頁 19。

參考文獻

白明奇，《松鼠之家——失智症大地》。臺北：遠流，2018。

漢寶德，《邁向繆思：漢寶德談博物館》。臺北：典藏藝術家庭，2019。

張鐵志，《臺灣藝術指南》。臺北：典藏藝術家庭，2019。

蕭宗煌，《博物館與文化》。臺北：中華民國博物館學會，2019，

梁永斐，《臺灣美術》。臺中：國立臺灣美術館，2021。

文化部，〈文化平權〉。瀏覽日期：2020 年 9 月 5 日，https://www.moc.gov.tw/content_413.html

文化部，〈文化部積極落實文化平權　平等參與文化活動〉。瀏覽日　期：2020 年 9 月 5 日，https://www.moc.gov.tw/information_250_71265.html

國家發展委員會，〈高齡化指標〉。瀏覽日期：2020 年 9 月 5 日，https://pop-proj.ndc.gov.tw/chart.aspx?c=10&uid=66&pid=60

衛生福利部統計處，〈社會參與狀況及高齡友善環境觀察〉，《106 年老人狀況調查性別分析》。瀏覽日期：2020 年 9 月 5 日，https://dep.mohw.gov.tw/DOS/cp-1767-38429-113.html

高齡者藝術治療：失智症介入之技巧與成效

林端容
Assumption University Thailand 助理教授

護理之家與我：印象和行動的開始

這是另一個自我探索的開始，因為思念父母，所以進一步思考：醫療發達的臺灣為何藝術治療尚未能運用在長照失智症的療育方式？幫助長輩對藝術創作的興趣與自我表達的風氣是否遙不可及？若要進行長者藝術治療，那麼我應該如何做起？藝術治療是歐美、紐澳新興以藝術創作方式幫助心智健康的管道，是否能被機構和長輩接受？如果願意接受，那效果又是如何？

我提起勇氣與護理之家的院長、護理師和社工師介紹藝術治療的意義與內容，希望能以志工方進行藝術治療；從中了解到護理之家有幾個棘手個案，也令我產生更高的興趣。例如一位高齡 70 多歲罹患阿茲海默症的阿嬤，伴隨自殺傾向和親子關係失和，以及一位高齡 80 多歲罹患失智的阿伯，伴隨情緒障礙和失眠等問題，希望能藉由藝術治療獲得改善。

藝術治療是來拯救生命的，我把說不出來的話畫在紙上，是我內在直覺的印象，我做的非常好，在你們面前有重生的感覺（Malchiodi, 2003）。

危機與轉機：長者心智健康的重要

目前全世界約有 4400 萬名失智症（Dementia），並且以每 4 秒或 3 秒鐘新增一名的速度不斷攀升，108 年底臺灣失智人口共 292,102 人，包含 65 歲以上失智人口 280,783 人，及 45 至 64 歲失智症人口 11,319 人，整體失智人口佔全國人口 1.24%，亦即在臺灣每 80 人就有 1 人是失智者。此外，推估民國 154 年失智人口將近 90 萬人（台灣失智症協會，2021）。藝術治療能幫助早期發現、早期介入、預防惡化與治療，並且讓國家社會共同承擔因長照所帶來的家庭經濟負擔。進一步而言，也能運用藝術治療投入長照專業合作的角色，以提升並實踐全人生命的關懷理想。尤其是超越傳統方式，藝術治療是結合遊戲、藝術、音樂的真、善、美，啟動人性深處之感動與甦醒。

了解長輩和失智症

治療前的認知，有助於規劃藝術治療的方式與成效，包括與院長、護理師、社工師、職能物理治療師、語言治療師、照服員與家人等溝通。

1. 失智症的症狀、起因與身體改變

1. 症狀包括：健忘、重複語言、語言障礙、認知障礙、身體機能僵化、溝通障礙、情緒障礙、孤獨、焦慮和憂鬱等，進而造成人際關係障礙。
2. 國際失智症協會指出失智症的起因分為遺傳性與非遺傳性，前者包括：年齡、家族史、唐氏症候群、血脂蛋白基因第四型（ApoE4）；後者包括：中年高血壓、中年膽固醇上升、高半胱胺水平上升（Homocysteine，容易患有血栓及心血管疾病）、憂鬱症、肥胖、第二型糖尿病和腦外傷。
3. 身體問題包括：神經系統變化、皮膚系統變化、心血管系統變化、骨骼肌肉系統變化、腸胃道系統變化、呼吸系統變化、內分泌系統變化、感覺系統變化等等。
4. 心理問題包括：害怕與失落、悲傷、負疚感、孤獨、無助、憤怒、憂鬱症、自殺、阿氏失智症、妄想症、精神分裂症和焦慮等（白明奇，2018；梅陳玉蟬等，2006）。

2. 認識長者的情緒與行為表徵

目的：代替語言的另類溝通。

正向：善意、讚美、感謝、分享、主動、微笑等。

負面：1. 抗拒：可能是關係的失和，將情緒轉移到其他人的敵意與對抗，以表達對人事物的不滿。但生氣的對象並非是針對當事人。

2. 氣憤：可能是角色的轉變造成自尊心受傷，轉而對身邊人的情緒反應。例如 一位高高在上的主管級長者，中風之後被安置在機構中失去指揮的權力，是一件很難接受的事情。
3. 發出怪聲：往往跟腦部疾病相關，並非長者故意吵鬧。醫護人員會將況轉告給醫生，依據症狀開藥並投藥以控制病情。
4. 喃喃自語與焦慮：可能是失智容易健忘又回到原點狀態，例如：尋找身邊重要的東西、要上廁所、要吃飯等等，此時需要一些提示物隨時提醒安撫心情，或轉移注意力。
5. 強迫性或僵化行為：可能是機構式生活皆由照服員照顧生活起居，而使長者的生活變成機械化，其想法與做法也變成僵化。
6. 打人：或許是腦疾病和退化因素無法控制行為，或是未竟之事的經驗想自我保護，或是被攻擊後的自衛行為等等。
7. 抱怨與憂鬱：因為長期為病患所苦，無法做自己想做的事，往往產生憂鬱傾向，嚴重者有自殺傾向。
8. 其他症狀包括：健忘、重複語言、語言障礙、認知障礙、溝通障礙、情緒障礙、孤獨、焦慮和憂鬱、身體機能僵化等，進而造成人際關係障礙。

藝術治療發展

藝術用於精神領域早在千年前埃及人使用藝術協助精神病患已經開始（何長珠、陳柏君，2012），近代 1790 至 1816 年發現瘋子的藝術（The Discovery of the Art of the Insane）（Hogan, 2001; MacGregor, 1989），1920 年 Cizek 圖畫是精神科診斷工具（Edeards, 1989），當時是以病人眼光看待藝術的表現，以及 Hill 大戰後對士兵的藝術介入（Waller, 1984）。接著藝術運用於教育與心智健康的優勢：19 世紀末到 20 世紀初，藝術教育開始以兒童為中心，注重自然與自發性畫畫。很多藝術治療師和美術老師受意識和潛意識關係之啟發（Dalley, 1987），開始注重創造與心智的成長（creative and mental growth）（Lowenfeld V., 1987），1921 年 R. Simon 提倡各種肢體、意外創傷、腦傷和精神障礙之畫畫課程（王秀絨，2016），1940 至 1965 年 Tatiana Manuilow 英國藝術治療在精神醫院（Hogan, 2001）。藝術治療先驅代表人物包括 1930 至 1940 年　的 A. Hill、E. Kramer 和 C. Jung；D. Winnco、A. Freud 和 M. Klein 等人，他們提倡藝術即治療、潛意識與夢的解析、自由聯想、無意識塗鴉、心理與藝術療育。這些藝術治療啟蒙者提出非病理的藝術表現，提倡人人都有藝術創作的潛能，藝術能幫助心智成長的理念。到了 1953 年美國藝術治療先驅 Margaret Naumberg 主張動力取向模式，1960 至 1970 年表達性藝術治療開始興起（Malchiodi, 2001），和近代發展各種藝術治療理論基礎，例如個別、團體、親子、手足、發展理論、個人中心、認知理論，以及對於失智症與憂鬱症能改善病情惡化的療癒功能等研究（Waller, 2002）。

1. 藝術治療定義

臺灣藝術治療學會定義藝術治療是一種結合創造性藝術表達和心理治療的助人專業。藝術治療工作者提供一個安全而完善的空間，與案主建立互信的治療關係，案主在治療關係中，透過藝術媒材從事視覺心象的創造性藝術表達，藉此心象表達，反映與統整個人的發展、能力、人格、興趣、意念、潛意識與內心的情感狀態。

在治療關係中的表達經驗和作品呈現出來的回饋，具有發展（成長）、預防、診斷和治療功能。個人情感、問題、潛能與潛意識在治療關係中被發掘與體悟，進而得以在治療關係中加以解決與處理，幫助個案達到自我了解、調和情緒、改善社會技能、提升行為管理和問題解決的能力，促進自我轉變與成長、人格統整及潛能發展（TATA website, 2020）。藝術治療是發現自我價值與成長的方法。

> 在他身上我學習如何接納案主的表達，因為案主的價值與樂於參與藝術創作中獲得自我，這就是案主畫畫時最重要的事，還有透過對話亦能看到案主自我的成長，比心理分析時的診斷與評估還重要……（Hogan, 2001）。

2. 表達性藝術治療（Expressive Art Therapy）

Natalie Rogers（1993）是案主中心表達性藝術治療先驅，她認為藝術的內涵：如音樂、舞蹈、肢體動作、雕刻、繪畫、沙遊、書寫和遊戲等等，能幫助當事人表達心中感受和自我啟發（何長珠，2012，頁 4)。理念包括：

1. 所有人都有創造的能力 。
2. 創造的過程可以帶來轉化療癒，方式包括冥想、運動，藝術、音樂、寫作、沙遊。
3. 個人成長是透過自我覺察、自我了解和領悟來達成的。
4. 自我了解和領悟的達成，是來自深入探索我們的悲傷、憤怒、痛苦、恐懼、快樂和狂喜，心情和情緒是一種能量資源可以引導到藝術的管道去抒發和轉換。
5. 表達性藝術引導進入潛意識，可以幫助表達原本不知道的自我面向，提升自我了解和覺察。
6. 我們的生命力（核心或靈魂）和所有存在本質之間有一種聯繫。
7. 當往內探索本質和整體，會發現和外在世界的聯繫，並發現內外本是合一的。
8. 不同的藝術方式之間會相互聯繫，稱為創造性的聯繫（creative connection），當身體移動時，會影響我們的書寫和繪畫，當我們書寫和繪畫時，也會影響我們的感受和思想。

藝術治療與大腦

藝術與大腦（Arts and Brain）的研究發現：欣賞畫畫時能激發大腦細胞活躍，而畫畫時，雙手運作能對神經大腦產生刺激，且適用於所有類型障礙人士。藝術治療能積極發揮幾項重要功能：修復大腦、感官知覺經驗、想像力與表達、創造開發、集中注意力、抒發心情、穩定情緒、人際交流、超越語言與外在侷限、發現自我存在與價值、玩的樂趣、語言唱歌等。

1. 藝術治療的原理

藝術治療失智症族群是運用個人中心原則（person-centered art therapy），能幫助案主、治療師和成員間友善與信任關係的建立。強調案主的自發性、主動性、非批評比較，同時治療師能以同理心、尊重、支持與接納長輩。治療過程中，治療師、案主和圖像的巧妙關係，包括神經心理、潛意識、情感轉移和反情感轉移、圖像的視覺感官、認知、藝術經驗、投射與連結等啟發身心靈；治療關係是對等的，而非主雇或是醫生與病人，藝術治療師相信人人都有創作能力的潛力，案主就能發揮自癒本能。

2. 長者藝術治療與功效（Malchiodi, 2003；林端容，2016）

1. 藝術治療在銀髮族的服務領域可以扮演積極預防延緩老化與失智治療的功能，包括認知功能、身體大小肢體運動、手眼協調運動、心理抒發、情緒表達、對美感的欣賞、社會關係和安穩心靈等。

2. McNiff（1992; 2004）提出藝術創作過程中即是心理治療的功能，主要的關鍵是治療師能提供當事者一個自主、自由、安全、支持和保密的關係，是一種助人的專業。
3. 長者藝術治療是以人為本，目的乃是著重於長者可以做的能力，而非做不到的能力（Rogers, 1961），也就是在當下幫助長者情緒的抒發與表達，陪伴、同理心、不批評、積極傾聽和無條件關懷是主要關鍵。
4. 肢體與感官復健。
5. 疏導失落與創傷情緒。
6. 心理支持、改變行為。
7. 預防失智症加劇。
8. 連結與人群的關係。
9. 幫助表達想法與情緒。
10. 輔佐語言表達的不足。
11. 提升認知自我身分。
12. 提升悟性、身心靈養生。
13. 滿足藝術創作的欲望。
14. 開發與發展創作潛力。
15. 增進積極樂觀的生活態度。
16. 對人生的回顧與抒發或是感恩，或對缺陷可以提供再一次補償的機會。
17. 心靈淨化與提升對宗教情懷，以及心靈安穩。

18. 完滿與善終準備。

藝術治療師的角色

筆者從事臨床藝術治療工作幾十年，覺得藝術治療師不但需要專業能力，同時也需要有高度察覺的敏感度，尤其服務對象屬於身心障礙人士。藝術治療師可以是以下的多元角色：

1. 關心者。
2. 信任者。
3. 保密者。
4. 觀察者。
5. 催化者。
6. 支持者。
7. 主動積極者。
8. 正向信念者。
9. 專業能力者。
10. 分析能力者。
11. 溝通協調能力者。

長者藝術治療的療效因子

藝術治療不論對象為何，首要關鍵在於關係建立，此也與治療師秉持的理念與態度有密切相關（Wald, 2003; Roger,

1962; Holly, 2004）。筆者認為長者藝術治療最好以個人中心主義為原則，溫暖、信任、支持、同理心、不批評、不比較、無條件關懷、彈性、尊重、開放、接納、積極傾聽，到彼此共鳴與互相回饋是最適合的。原因是長者機能的退化，行動、語言、認知等都比較緩慢或是失去功能，又伴隨情緒行為的障礙，治療師需要很有耐心提供足夠的時間來等待長者的反應，千萬不要催促或鄙視長輩的一舉一動，尤其是在活動進行中的態度與藝術創作的過程，要能配合長輩的能力與需要。因此建議長者藝術治療的方法和原則可以由簡單開始，連結舊經驗、重複原則、可以犯錯、個別差異多元化、動靜交替、室內外安排、彈性原則、提供成就動機，以及學習與分享，同時也必須遵守倫理守則，例如資料保密、專業人員與機構規定、多專業或跨專業合作規定等。

藝術治療室

失智症者藝術治療需要考慮長者使用輪椅的空間和設備安排，因此理想的藝術治療室需要考慮幾項（林端容，2016）：

1. 安全。
2. 通風。
3. 材料區。
4. 空間適當。
5. 場地大小。

6. 柔和溫暖。
7. 光線充足。
8. 出入口順暢。
9. 移動式桌椅和高低位置。
10. 設備（洗手臺、桌椅、地板、麥克風、CD player、書籍、美術材料、儲藏櫃等）。

藝術治療進行時可以在治療室門上貼上「藝術治療進行中」的牌子以避免活動被干擾。

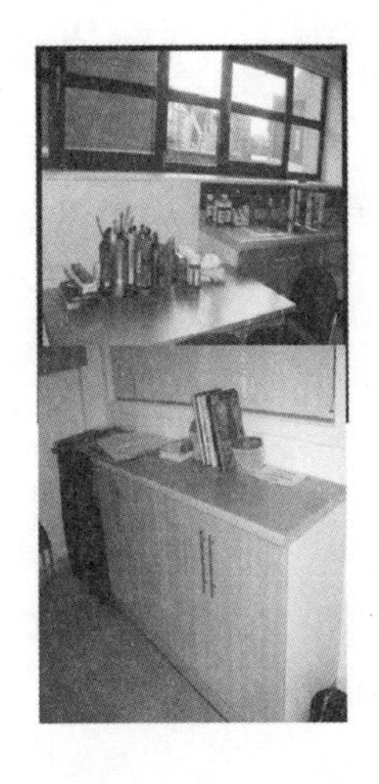
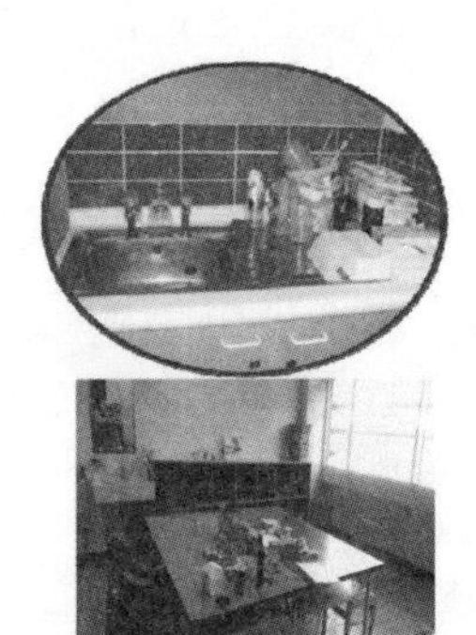
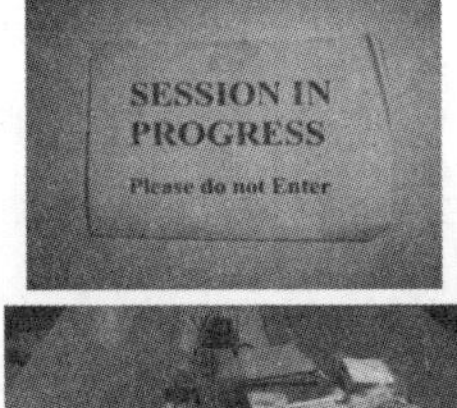

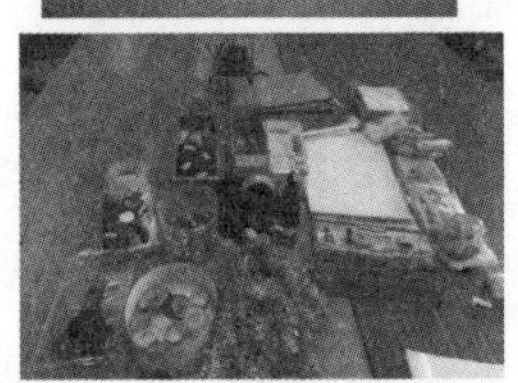

圖一：藝術治療室

資料來源：作者提供。

藝術治療材料

藝術治療與媒材選擇也有關聯，例如長輩沒有美術畫畫經驗，不知如何開始而會以「我不會畫畫」等來逃避。因此建議先以長輩生活經驗為背景，挑選能做的開始，例如剪紙、剪貼、做麵糰、搓丸子、做餅乾等。

依據材料與功能分類可以區分（林端容，2016）：

1. 感覺刺激媒材：砂石、泥土、超輕土、各種豆子、水、鼻涕蟲、麵團、糨糊、各種不同布、大自然軟硬等材料等。
2. 立體塑造媒材：圖畫紙、厚紙板、皺紋紙、畫架、木板、鐵鎚、釘子、美工刀、大小箱子、罐子等。
3. 情緒抒發媒材：各種不同大小粗細的水彩筆、蠟筆、軟性粉彩筆、廣告顏料、亮粉、沙箱、彩色／墨水畫等。
4. 自我控制媒料：鉛筆、剪刀、橡皮擦、陶土、針線、鈕扣、白膠、亮片、油畫等。主題性媒料：畫布、畫架、炭筆、粽葉、麵粉、糖、鹽、沙拉油等。
5. 大自然：雲、風聲、流水聲、鳥聲、大草原、種花、種樹、園藝等。

筆者認為媒料需要考慮安全性，先不提供美工刀、釘子、鐵鎚等硬物以免發生危險。剪刀必須是安全剪刀，所有媒材都是通過檢驗無毒耐用為主。

增進腦部與感覺功能的藝術治療活動

失智症腦部退化速度可能在毫無身心運動之下退化更快，

因此建議使用五官刺激的活動如下：

1. 自由聯想舞蹈。
2. 與袋子共舞。
3. 捏陶。
4. 玩泥巴。
5. 手腳塗鴉。
6. 泡泡畫。
7. 沙畫。
8. 畫石頭。
9. 豆豆畫。
10. 各種材質：可觸摸、聲音、可食用、可以玩。
11. 紙、筆。
12. 自做樂器敲敲打打。
13. 自做視覺亮光水瓶。
14. 自做油水分離水瓶。
15. 嘗試各種食物飲料。
16. 聽音樂唱、歌跳舞。
17. 接近大自然 。
18. 依個別喜好（插花、種花、種菜等）。

團體藝術治療

Waller（2002）經過研究證實，藝術治療對於失智症與憂鬱症有能改善病情惡化的療癒功能。長者個別藝術治療是藝術治療師與長者單獨接觸的單元，在安全、溫暖的治療室經由時間的安排，進行自由的創作，或是以口語或非口語方式傳達心情與感受。注重個別精神與情緒的支持，能針對特定或無特定議題，疏通長者心理的壓力，而減輕失落無助的焦慮與緊張。

團體藝術治療可以提升長者社會適應能力、提升自我與對他人的交流與認知能力、消除退縮與克服憂鬱。團體活動能使長者之間產生互動的效果也往往是當下創作中新、舊經驗的分享與交流。同時，治療師不須刻意事前製造任何議題，而是視當下成員們創作的內涵彼此互動，分享經驗與感受，或進一步探討相關的主題。其功能也是多面向而且超乎想像的。例如：有一阿伯剛剛出院時，婆婆畫了蛋糕表達關懷的心意、互相扶持與關照、分享中學習用不同角度與眼光看事情、彼此接納、傾聽與尊重、產生歸屬感、感到快樂與滿足等。

依據 Hartford（1980）在養老院、日間照顧中心等社區研究，老人的團體治療可以到幾個目標：

1. 個人成長與復健。
2. 增進人際關係。
3. 增加問題解決及完成任務的能力。
4. 在立即環境中的改變。
5. 社會系統及治療機構的改變。
6. 團體成員態度及價值的改變。
7. 關於老年人的態度及治療方式之一般性社會的改變。

藝術治療的安排

不論個別或團體藝術治療對長者都有正面意義，過程中需要彈性運用而不必執著。在治療前先做評估，過程中也需要敏感地察覺長者的需求與變化，而加以調整。

1. 時間。
2. 人數。
3. 地點。
4. 材料。
5. 設備。
6. 助理人員。
7. 其他。

長者藝術治療的內容

經過幾年長照機構藝術治療的經驗，筆者認為失智症藝術治療本土化是成功關鍵。以下活動內容提供參考（林端容，2018）：

1. 音樂：聽老歌、唱歌、跳舞、放鬆、憂傷或喜氣的音樂。
2. 簡易操作的樂器包括手搖鈴、鈴鼓、三角鐵、響板、高低木魚等，大小須視情況而定。
3. 冥想與象徵性表達：播放純大自然音樂作為背景，例如溪流聲、雨聲、打雷聲、海浪聲、風聲等。

4. 遊戲和運動：玩氣球／足球、保齡球、槌球、乒乓球、接球、猜謎益智遊戲、大型大富翁、跳棋、下棋、拼圖、麻將、五子棋等腦部與肢體活動等。
5. 參觀美術館或藝文活動：可以經由事前安排參觀美術館或到公園欣賞景色，以刺激想像力和回憶相關生活經驗。
6. 畫畫與創作：畫畫時可以使用各種材料，例如大張畫紙、蠟筆、水彩、彩色筆、鉛筆等，大小需要適合使用，通常大筆比較適合手部障礙的對象。
7. 陶黏土工：在過程中，發現許多長者能在陶黏土工的創作比畫畫的效果更完全。
8. 復甦感官知覺的戶外活動。
9. 欣賞傳統戲曲、舞蹈、地方語言等表演，傳統與文化和個人生活背景與經驗息息相關，常常生活與文化已經融合為一體而形成團體的價值觀。
10. 閱讀與寫作：各式生活雜誌如大自然雜誌、旅行雜誌、健康雜誌、藝術家雜誌或大型電子書等，都是幫助長者與環境和人的關係的連結。
11. 生命回顧：照片是生命最好的見證人，人生每個段落都能拍下照片留下美好回憶，例如出生時、童年時光、中小學、大學、結婚照、生日照、全家出遊、聚會或歷史事蹟等，在經過一段時間沉澱後變成難忘的回憶，此對人而言，是非常珍惜的生活經驗與反思。

12. 舉辦畫展。

藝術治療成效評估

藝術治療評估有許多方法，大部分是屬於質化為主，原因是圖像即可作為診斷工具的理論基礎，經由圖像對心理的投射作用，案主和治療師的對話及活動中的互動觀察案主的情緒、行為、表情和參與動機等，可以使用情緒行為觀察表和美術表現評估表記錄成效（Lowenfeld, V., 1987）。例如屋、樹、人繪畫投射診斷或結構來進行（Burns, 1987; Malchiodi, 2011）。筆者認為長者藝術治療評估除了以觀察和記錄每次的變化以外，多專業和家人提供資料也是必須的。以圖像和情緒行為表達的紀錄可以包括：

1. 美術經驗多寡。
2. 線條呈現。
3. 顏色多寡。
4. 材料內容。
5. 動作敏捷。
6. 互動行為。
7. 情緒表達。
8. 作品表達內容。
9. 發音與口語或唱歌。
10. 專注力。

11. 其他注意事項造成表現差異（受何種因素影想，例如藥物、身體不舒服、被其他玩具吸引等）。

許多專業評估非常值得推薦，例如醫師、護士、照服員、家人、社工師、語言治療師、職能治療師、心理師等，因為每個專業可從不同角度觀察和發現長者的進步或轉變，例如有一位中風案主經過 8 個月藝術治療，從不會寫名字到會寫名字，情緒行為也變得穩定且願意參加社區戶外活動。

藝術治療活動設計：以家園護理之家為例

本藝術治療活動以表達性藝術治療為主，包含暖身、運動、唱歌跳舞、操作樂器、美術創作、陪談與分享。設計乃是配合長者能力興趣和需要，由簡單開始並重複練習。時間是每周四下午 2：30-5：00。

第一組一共 10 人，時間下午 2：30-3：30
第二組一共 10 人，時間下午 3：45-4：45

必須保留 15 分鐘彈性收拾整理和接送住民，10 分鐘寒暄問候和暖身活動，可以包括以下內容：

1. 最近身體狀況、復健、睡眠、心情、最想做什麼、想吃什麼、喜歡不喜歡、生氣、開心等等之人事物。
2. 分享最近新聞、社區、家庭、園內中種種心得。
3. 配合節日，例如，端午節包粽子、吃粽子的經驗，中秋節由來、看到月亮會想到什麼等。

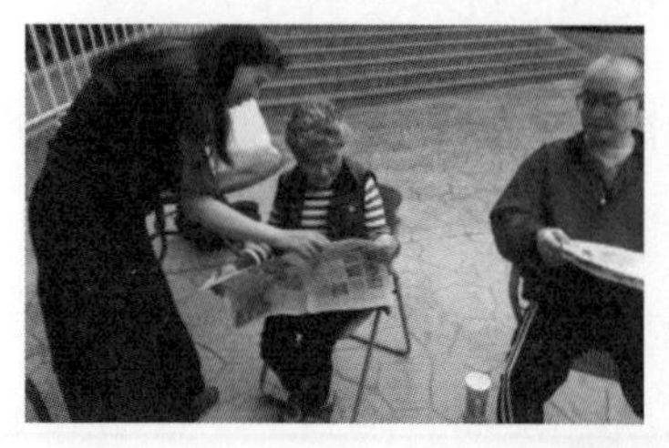

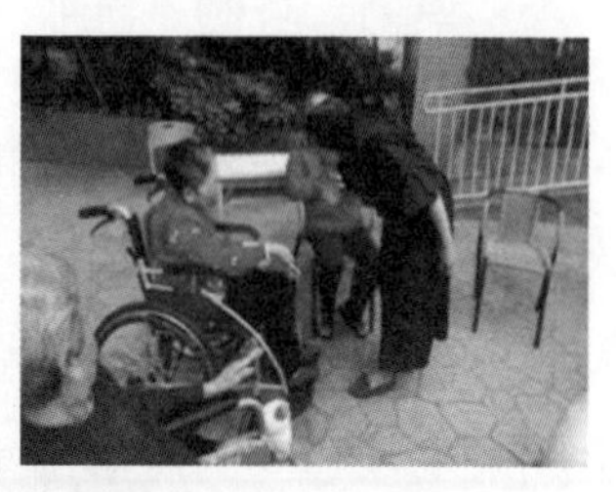

圖二：藝術治療活動

說明：照片、文字、圖片和影片都經過同意才刊登。
資料來源：臺中市家園護理之家林端容提供。

1. 15 分鐘團體遊戲＋運動（擇 1-2）

1. 打保齡球
2. 丟球
3. 打球
4. 毛巾操
5. 童玩（玩陀螺、射飛鏢、空氣槍）等

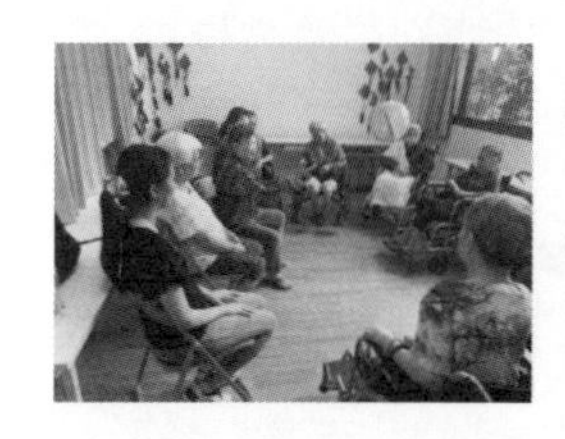

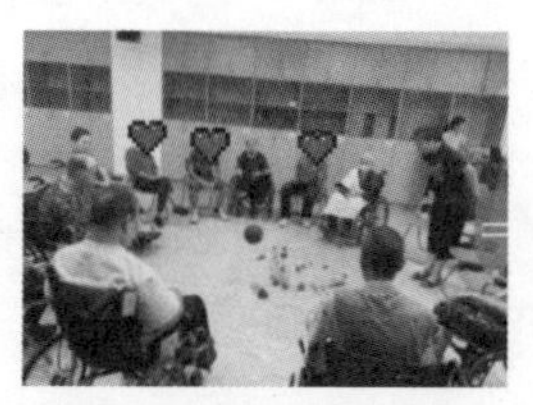

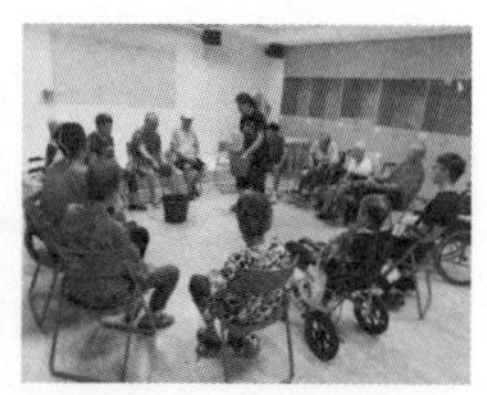

圖三：藝術治療活動

說明：圖片因未取得當事人同意，照片中部分人像經遮蔽處理，以尊重當事人肖像權。
資料來源：臺中市家園護理之家林端容提供。

2. 15 分鐘唱歌＋跳舞（須逐步進行：先孰悉歌曲→再配合樂器→律動，可以分組進行）

1. 世界名曲〈2 隻老虎〉。
2. 世界名曲〈當我們同在一起〉。
3. 點歌排行榜：〈燒肉粽〉、〈天黑黑〉、〈安平追想曲〉、〈雨夜花〉、〈愛拚才會贏〉、〈月亮表我的心〉、〈高山青〉、〈七逃人〉、〈家後〉、〈行船人的愛〉、〈春夏秋冬〉、〈蘭花草〉等。

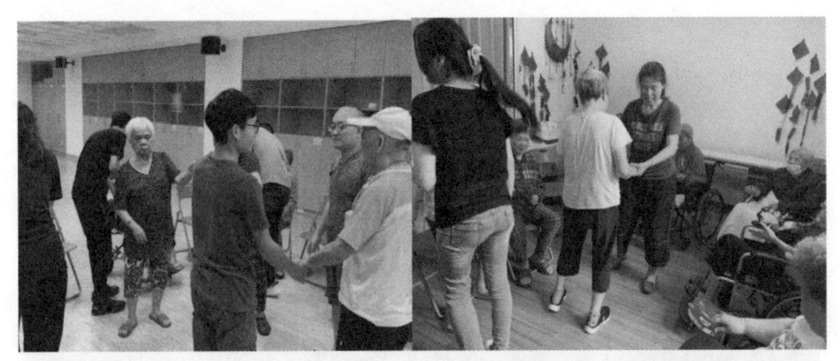

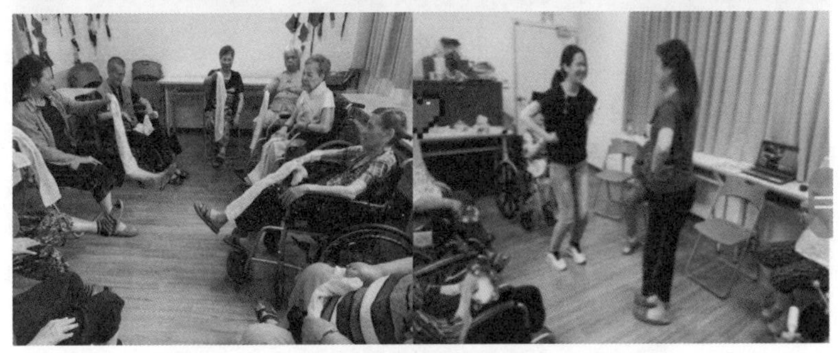

圖四：藝術治療活動

說明：圖片因未取得當事人同意，照片中部分人像經遮蔽處理，以尊重當事人肖像權。

資料來源：臺中市家園護理之家林端容提供。

4. 歌曲代表長輩感情的年代和文化與涵養等。
5. 跳舞幫助對音樂的感受與心情，用肢體律動進一步抒發（身心靈合一之道）。

3. 20 分鐘藝術創作和回饋——團體畫畫＋個別關注

1. 水彩畫。
2. 超輕土工。
3. 國畫或水彩畫。
4. 節慶造型藝術：做燈籠 、包粽子、做鞭炮、做春聯、搓丸子、剪窗花等。
5. 其他（摺紙、撕紙、剪貼等）。

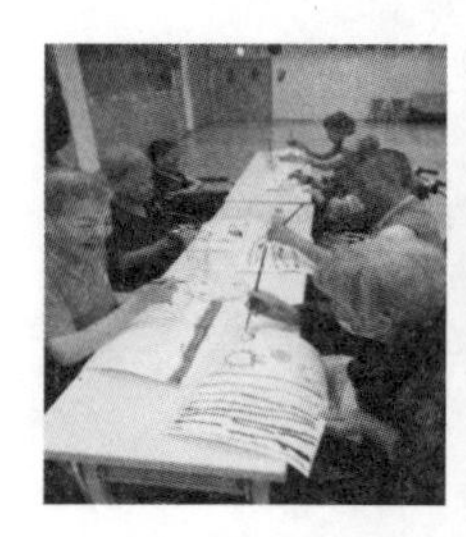
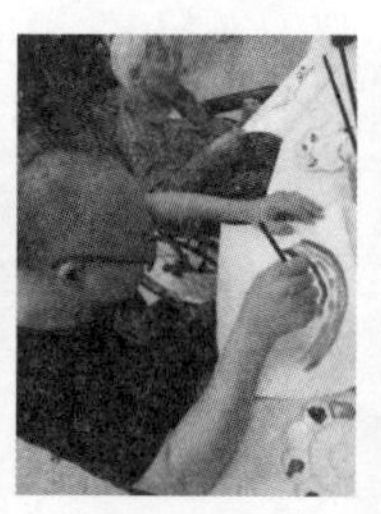
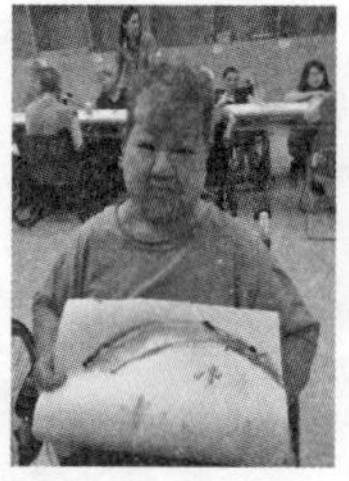
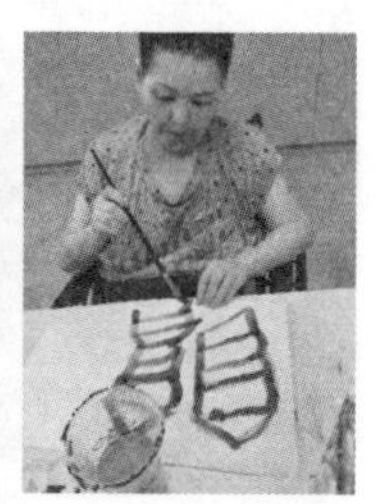

水彩畫過程

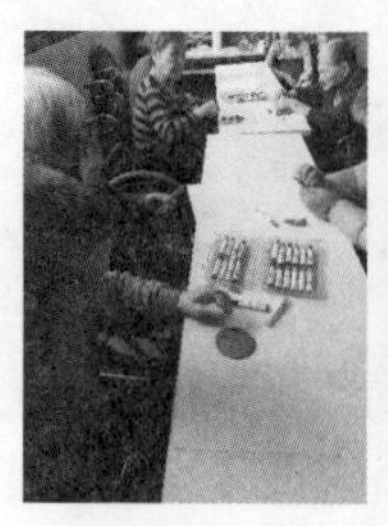
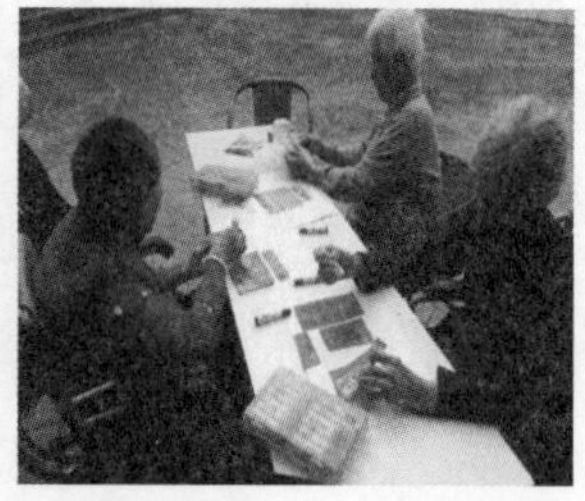

彩色筆畫過程

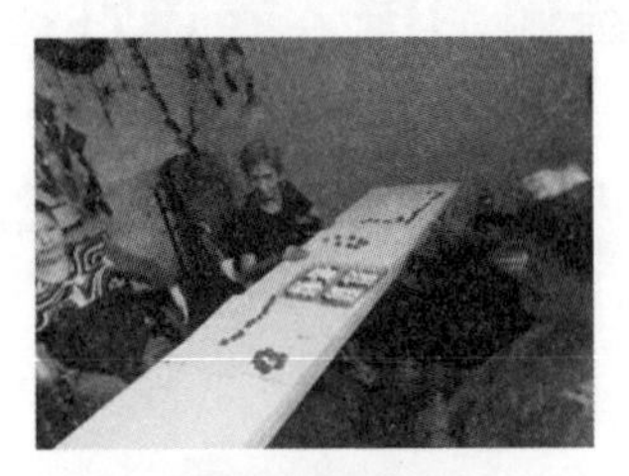

搓麵團過程

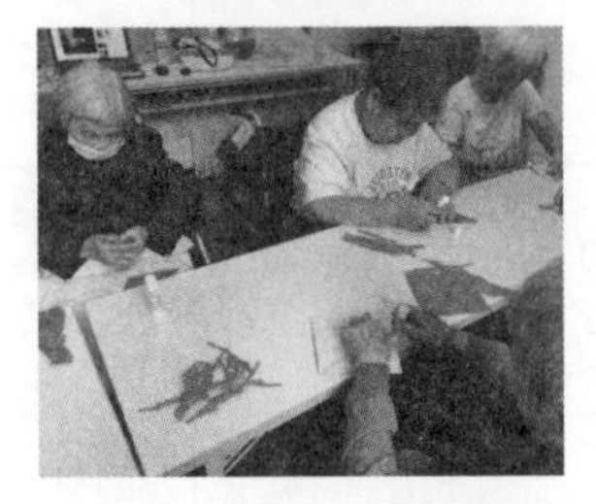

做手工粽子過程

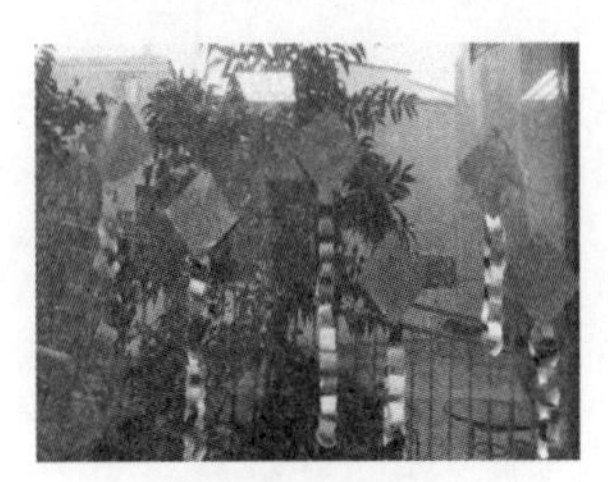

春聯作品

圖五：藝術治療活動

說明：圖片因未取得當事人同意，照片中部分人像經遮蔽處理，以尊重當事人肖像權。

資料來源：臺中市家園護理之家林端容提供。

統整失智症藝術治療／表達性藝術治療處方

以下表格是筆者將藝術治療／表達性藝術治療介入長者失智症的技巧與成效統整，以失智症的身心靈症狀、處方、原理、功能、方法和原則。

失智症的身心靈症狀	心靈處方	原理	功能	方法和原則
健忘與認知障礙	團體與個別 遊戲、運動、閱讀、唱歌、敲打樂器、跳舞、畫畫、剪貼、寫字、黏土、戶外活動	自發性、主動性、非批評比較、個人中心、神經心理、尊重、支持、接納、視覺與感官、認知知覺、手腦並用的藝術經驗、與外界接觸	修復大腦、感官知覺經驗、想像力與表達、創造開發、集中注意力、人際交流、玩的樂趣、音樂唱歌	由簡單開始、連結舊經驗、重複原則、可以犯錯、個別差異多元化、動靜交替、室內外安排、彈性原則、提供成就動機
重複語言、語言障礙與溝通障礙	團體與個別 遊戲、運動、唱歌、敲打樂器、跳舞、畫畫、剪貼、黏土、戶外活動	自發性、主動性、非批評比較、個人中心、神經心理、同理心、尊重、支持、接納、視覺與感官、認知知覺、手腦並用的藝術經驗、與外界接觸	修復大腦、感官知覺經驗、想像力與表達、創造開發、集中注意力、穩定情緒、人際交流、超越語言與外在侷限、玩的樂趣、音樂唱歌	由簡單開始、連結舊經驗、重複原則、可以犯錯、個別差異、多元化、動靜交替、室內外安排、彈性原則、提供成就動機
身體機能僵化	團體與個別 遊戲、運動、唱歌、敲打樂器、跳舞、畫畫、剪貼、黏土、戶外活動	自發性、主動性、非批評比較、個人中心、同理心、尊重、支持、接納、視覺與感官、認知知覺、手腦並用的藝術經驗、與外界接觸	修復大腦、感官知覺經驗、想像力與表達、創造開發、集中注意力、人際交流、超越語言與外在侷限、玩的樂趣、音樂唱歌	由簡單開始、連結舊經驗、重複原則、可以犯錯、個別差異、多元化、動靜交替、室內外安排、彈性原則、提供成就動機

人際關係障礙	團體與個別 遊戲、運動、唱歌、敲打樂器、跳舞、畫畫、黏土、戶外活動	自發性、主動性、非批評比較、個人中心、潛意識、同理心、尊重、支持接納、情感轉移和反情感轉移等、視覺與感官、手腦並用的藝術經驗、與外界接觸	修復大腦、感官知覺經驗、想像力與表達、創造開發、集中注意力、抒發心情、穩定情緒、人際交流、超越語言與外在侷限、發現自我存在與價值、玩的樂趣、音樂唱歌	由簡單開始、連結舊經驗、重複原則、可以犯錯、個別差異、多元化、動靜交替、室內外安排、彈性原則、提供成就動機
打人、抱怨、憤怒、焦慮	團體與個別 剪貼、寫字、黏土（戶外活動遊戲、唱歌、跳舞、畫畫）	自發性、主動性、非批評比較、個人中心、神經心理、潛意識、同理心、尊重、支持、接納、情感轉移和反情感轉移、視覺與感官、認知知覺、藝術經驗、投射與連結	修復大腦、感官知覺經驗、想像力與表達、創造開發、集中注意力、抒發心情、穩定情緒、人際交流、超越語言與外在侷限、發現自我存在與價值、玩的樂趣、音樂唱歌	由簡單開始、連結舊經驗、重複原則、可以犯錯、個別差異、多元化、動靜交替、室內外安排、彈性原則、提供成就動機
害怕與失落、悲傷、負疚感	團體與個別 遊戲、唱歌、畫畫、剪貼、黏土	自發性、主動性、非批評比較、個人中心、神經心理、潛意識、同理心、尊重、支持、接納、情感轉移和反情感轉移等、視覺與感官、認知知覺、藝術經驗、投射與連結	修復大腦、感官知覺經驗、想像力與表達、創造開發、集中注意力、抒發心情、穩定情緒、人際交流、超越語言與外在侷限、發現自我存在與價值、玩的樂趣、音樂唱歌	由簡單開始、連結舊經驗、重複原則、可以犯錯、個別差異、多元化、動靜交替、室內外安排、彈性原則、提供成就動機

孤獨、無助、憂鬱症、自殺	團體與個別遊戲、唱歌、畫畫、剪貼、黏土、戶外活動	自發性、主動性、非批評比較、個人中心、神經心理、潛意識、同理心、尊重、支持、接納、情感轉移和反情感轉移、視覺與感官、認知知覺、藝術經驗、投射與連結	修復大腦、感官知覺經驗、想像力與表達、創造開發、集中注意力、抒發心情、穩定情緒、人際交流、超越語言與外在侷限、發現自我存在與價值、玩的樂趣、音樂唱歌	由簡單開始、連結舊經驗、重複原則、可以犯錯、個別差異、多元化、動靜交替、室內外安排、彈性原則、提供成就動機

資料來源：作者整理。

成效分享

經過 5 年多的長者藝術治療，經由每天與這些失智症的長輩相處與觀察，相關人員分享以下心得感想：

> 本機構長輩在參與藝術治療後，原本逐漸退化、退縮、封閉的婆婆，心情變得開朗、愉悅，對生命重新燃起希望，臉上開始有笑容、願意接觸人群，對生命重新有了動力和希望，且積極接受復健治療。另一對失智長輩（夫妻），透過藝術治療，失智的伯伯情緒逐漸穩定，彼此互相扶持、關愛、互動更加緊密，更讓我感動的是原來不太關心周遭環境變化的婆婆伯伯們，經由藝術治療也能主動彼此關懷寒暄，藝術治療確實給機構長輩很大的幫助，除了舒緩失智症的症狀，更能增進人際與溝通的能力，著實正向影響他們

的生命。（院長林彩蓮，2016）

經過這段時間所看到長輩們的笑容與大家聽到要上課就會露出微笑地樣子，讓我深深感受到裝滿真心之愛的專業藝術治療，希望大家也能有機會跟我一樣感受到這看似平凡的專業愛之船，讓這個船能搭載更多正在消失中的笑容與希望。（院長劉桂芳，2017）

一位長期憂鬱的婆婆在機構居住有 13 年之久，失能約一年半左右，失能後話少了，開口則提想死了算了類似的對話，婆婆體驗到老師的藝術治療課程以後，將想要「突破」的動機由抽象的畫轉化成具體作為，有一次她說：「請護理長幫我，我想要站起來走路。」還有一次她又說：「我的手抖得太明顯，幫我跟醫師說一下，我希望正常一點。」我因為親自經歷這些感動，也成為藝術治療的崇拜者。（護理之家護理長莊俐貞，2017）

每次團體結束後總會聆聽老師的分享，看著長輩的作品，我總充滿著驚喜與感動，他們不因年齡、身體的疾病而侷限他們深沉的創作力，藉著畫作的呈現我彷彿更貼近他們的生命，而原本逐漸退化、退縮、封閉的婆婆，經藝術治療幾次後開始臉上有笑容、願意接觸人群，且積極接受復健治療，對生命重新有了動力和希望；另一對夫妻，同為失智症，透過藝術治療互相扶持、關愛、互動更加緊密，失智的伯伯情緒也漸穩定；還有一位伯伯因腳截肢、行動受限，對人生的期待只有「等死」，但現在將藝術融入生活中，平日會從報章雜誌中蒐集喜歡的圖片，期待團體中與成員分享，生活有了重心，還有……太多、太多，每個人的改變、每個人的突破，真的令人動容。（雲林市政府社工師廖芷，2017）

總結與後記

筆者認為藝術治療對失智症的介入能延遲退化並提升身心靈潛能包括：

1. 開發腦部。
2. 情緒行為。
3. 自我啟發。
4. 大小肌肉。
5. 動作技巧。
6. 社會關係。
7. 創造想像力。
8. 補償未完成心願。
9. 語言表達和圖像表達。
10. 對環境人事物的感知。

藝術治療能成為身心障礙者的專業，尤其是失智症的介入能走向多專業發展，以提升醫療品質、實踐以真善美之遊戲藝術音樂之全人照顧的目標。筆者也希望能進行以質與量的研究法呈現效果，以幫助更多社會大眾和專業了解與認可藝術治療對失智症的功效。

參考文獻

白明奇，《松鼠之家——失智症大地》。臺北：遠流，2018。

何長珠等，〈表達性藝術治療〉，《表達性藝術治療 14 講——悲傷諮商之良藥》。臺北：五南，2012。

何妍儀，〈樂齡教育中銀髮藝術之課程與教學〉，《臺灣教育評論月刊》，2019，8 卷 3 期，頁 128-143。

林端容，《案主中心藝術治療——憂鬱症者的療癒與蛻變》。臺中：迦密文化，2016。

林端容，《高齡者團體藝術治療——失智症介入活動手冊》。臺北：五南，2018。

Cathy A. Malchiodi，《藝術治療心理專業者實務手冊》，陸雅菁等譯。臺北：學富文化，2010。

Karen Kay Esberger and Samuel T. Hughes，《實用老年護理》，徐亞英等編譯。臺北：華杏，1996。

梅陳玉蟬、楊培珊，《老人學》。臺北：五南，2006。

溫芯寧、吳宏蘭、郭倩琳、劉紋妙，〈應用藝術創作改善長照機構老人憂鬱及提升自尊〉，《護理暨健康照護研究》，2015，11 卷 4 期，頁 267-276。

Butler R.N., "The Life Review: An Interpretation of Reminiscence in the Aged," *Psychiatry*, 1963, 26: 65-76.

Burns R.C., *Kinetic-House-Tree-Person Drawings: An Interpretive Manual*. New York: Routledge, 1987.

Dalley T., *Handbook of Art Therapy*. New York: Guilford Press. 1987.

Case C. and Dalley T., *The Handbook of Art Therapy*. London: Routledge, 2006 (2nd ed.).

Hogan S., *Healing Arts: The History of Art Therapy*. London: Jessica Kingsley Publishers, 2001.

Hartford M., *The Use of Group Methods for Work with the Aged*. New

Jersey: Prentice-Hall, 1980.

Holly Q.D., *From the Heart into Art: Person-Centred Art Therapy in Healing Arts Therapies and Person-Centred Dementia Care*. Edited by Anthea Innes and Karen Heatfield. Jessica Kingsley, London, 2004.

Lowenfeld V., *Creativity and Mental Growth*. New Jersey: Prentice Hall, 1987.

Lin D.R., *The Evaluation of Intervention of Art and Art Therapy for Pupils with Emotional and Behavioural Difficulties. The University of Birmingham*. MEd Dissertation. Unpublished, 1998.

McNiff S., *Art as Medicine: Creating a Therapy of the Imagination*. Boulder: Shambhala, 1992.

McNiff S., *Art Heals*. Boulder: Shambhala, 2004.

Malchiodi C.A., *Handbook of Art Therapy*. New York:The Guilford Press, 2001 (2nd th).

Rogers C., *The Therapeutic Relationship and Its Impact: A Study of Psychotherapy with Schisophrenics*. New York: University of Wisconsin Press, 1961.

Rogers N., *The Creative Connection: Expressive Arts as Healing*. Palo Alto, CA: Science and Behaviour Books, 1993.

Schaverien J., *Desire and the Female Therapist. Engendered Gazes in Psychotherapy and Art Therapy*. London: Routledge/Taylor & Francis Group, 1995.

Waller D. A., "Consideration of the Similarities and Differences between Art Teaching and Art Therapy," in T. Dalley (ed.), *Art as Therapy*. London: Tavistock/Routedge, 1984.

Waller D. (ed.), *Evaluating the Use of Art Therapy for Older People with Dementia: A Control Group in Waller, D Arts Therapies and Progressive Illness*. London: Brunner Routledge, 2002.

臺灣藝術治療學會。瀏覽日期：2020 年 3 月 4 日，https://www.

arttherapy.org.tw/arttherapy/post/post/data/arttherapy/tw/what_is_art_therapy

表達型藝術治療。瀏覽日期：2020 年 3 月 4 日，https://everything4luv.pixnet.net/blog/post/61825594-%E8%A1%A8%E9%81%94%E6%80%A7%E8%97%9D%E8%A1%93%E6%B2%BB%E7%99%82%EF%BC%88expressive-art-therapy%29%E6%98%AF%E4%BB%80%E9%BA%BC%EF%BC%9F

https://www.youtube.com/watch?v=dY5qmhZ_nlE

著色畫作品特徵與失智症

黃百川
成功大學職能治療學系助理教授
黃婉茹
衛生福利部嘉南療養院職能治療科主任

著色畫作品特徵為評量工具

著色畫在一般大眾中，一直有一定的普及度，用以抒發壓力；也有許多人，將其應用在失智症團體中。文獻指出著色畫團體能夠緩和失智症的行為與精神症狀，例如提高安適感或減少遊走，著色畫團體的準備簡單，難易度具彈性。透過非正式臨床觀察，發現著色畫表現與認知功能可能存在某程度之相關性，因此我們嘗試發展系統性的著色畫作品特徵評量工具，透過專家檢驗內容效度，並實際計算施測者間信度，以及與正式認知評估的同步效標效度，目前已初具成果。以下進行背景說明、相關文獻回顧，並說明工具建立的過程，以及未來的展望。

行為精神症狀的困擾

失智症的行為精神症狀（behavioral and psychological

symptoms of dementia, BPSD）包含了淡漠、憂鬱、幻覺、妄想、遊走、攻擊性、躁動、不適切行為、睡眠障礙等。這些症狀對於照顧者來說，是很大的負擔，若能減輕，陪伴起來將輕鬆得多。要處理這些行為與精神症狀，可以從藥物、非藥物進行處置。以藥物來說，從文獻探討多認為當下進展跟效果有限（Levy, Lanctot, Farber, Li and Herrmann, 2012），而且副作用也不少，例如：巴金森症候群、水腫、胸腔感染、加速認知退化（Ballard and Howard, 2006），甚至增加死亡率與心血管疾病風險 1.5 至 1.7 倍（Steinberg and Lyketsos, 2012），因此非藥物處置，則扮演相對重要的角色，而其中藝術治療更是常見的一種（Chancellor, Duncan and Chatterjee, 2014）。美國老年醫學會甚至建議，只有當非藥物治療失效，且已對他人和自身造成威脅時，才建議使用藥物處置失智症的行為精神症狀，（Steinberg and Lyketsos, 2012）。但要注意的是，由於藝術治療本身是門獨立專業，臨床上常見的藝術性團體活動，未必都在藝術治療專業的理論基礎下進行設計與執行，因此以下討論的是比較寬鬆定義的藝術活動，也包含了目前臨床上，非藝術治療師所帶領的藝術團體活動。

藝術活動之效果

1. 藝術團體活動有什麼效果

文獻中提到，透過參與藝術團體活動（a）會使用到特定能力（如：手一腦協調，提升精細動作）；（b）能夠促進溝通（如：以藝術創作自我表達、釋放負面情緒，透過作品的內容，讓照顧者更了解當事者）；（c）能刺激與同儕、照顧者的交流；（d）能提升安適感（如：完成一件作品帶來成就感，在團體中對群體產生歸屬感）（Wang and Li, 2016）。探討改變的潛在機制，可做以下猜測：因患病後隨著疾病進程，溝通能力會逐漸受影響，透過參與藝術活動，失智的長輩有機會使用仍留存的能力及表達情緒；此外，藝術創作的過程中，自然會進入到全神貫注的心流狀態，這些都有助於提升安適感（Chancellor, Duncan and Chatterjee, 2014; Wang and Li, 2016）。

2. 藝術活動常見的限制

如同各種才藝活動，藝術團體活動也有其侷限性（Wang and Li, 2016），例如：如果本身缺乏天賦，有的人難以透過創作表達出感受與想法，也難以完成作品；如果失智症長輩的基本手功能有其他原因之障礙，也會影響參與；如果認知功能退化到只能完成簡單任務，則較開放、自由性的藝術創作，將較難進行；如果期待藝術團體能提升認知能力，但目前的文獻顯示成效並不一致，尚未有定論（Hattori, Hattori, Hokao, Mizushima and Mase, 2011）；最後，不同藝術活動的實際介入內容、形式千變萬化，每個地方的作法都不同，若要進行條件純化的成效研究，較難做到，導致不易解讀分析結果；即使做到，過於完美的內容，可能也與當下臨床實務脫節。

著色畫的潛力

1. 著色畫的優勢

個案的天賦、技巧能力不管高低都可以勝任；以團體的形式進行時，同時參加的成員天賦差異大也無所謂，個人都可依自己狀況發揮；若要針對團體進行難度與複雜度的調整相當簡單，只要取用不同複雜程度的圖案，或要求使用不同的著色媒材／工具（如：硬頭彩色筆 vs. 軟頭水彩筆）就可以改變對動作能力、認知能力的挑戰度；需要時，也可以配合季節、節慶，選擇應景的主題，來刺激定向感，或選擇對稱抽象圖案，來釋放壓力。考量到失智症長輩普遍有健忘的傾向，甚至過一陣子再回頭使用一樣的圖案，參與者可能也不太記得了，因此可以重複使用相同圖案。最後，如果想要進行跨時間點著色表現的評估，必須採用單一的標準圖案，以避免圖案不同的干擾，此時失智症長輩的健忘，反而有助於減輕學習效應，比較出單純的能力表現。

在臨床上，一種活動形式要被採用，還要準備容易，執行過程負擔不要過重，而著色畫正好符合這些要件。著色畫所需要的材料簡單（彩筆、畫紙），且這類材料可適用於不同活動，保存時間長。在實際執行時，步驟單純，這也就是為什麼在臨床上，著色畫團體非常常見，推動的阻力非常低。

綜合來說，文獻建議失智症的行為精神症狀以非藥物治療優先，參與藝術活動能使用尚存之能力、透過手—腦協調的使用提升精細動作、促進人際交流、釋放負面情緒、提升安適感，而著色畫活動又有彈性大、容易進行，保留藝術活動本質的優點，因此是接受度很高，臨床上常見的活動。

文獻上的觀察

1. 失智症選色的傾向

在文獻中，直接探討著色畫與失智症的研究相當罕有，少數間接相關的文獻顯示，失智症長輩在繪畫時的選色傾向上，還沒有結論。有研究說偏好啞色調（Wijk and Sivik, 1995），卻有另一研究發現偏向鮮明色調（Miller and Johansson, 2016）。在顏色的使用數量上，有研究發現在 11 種顏色中，平均會選用 5 種顏色（Miller and Johansson, 2016）。但由於研究數量實在太少，無法視為定論。這是一個值得持續關注，待進一步了解的有趣議題。

2. 失智症作品特徵與其病程

van Buren 與其同事採用兩位患有阿茲海默的畫家作品，給予 43 位大學生對其畫作特徵評分（van Buren, Bromberger, Potts, Miller and Chatterjee, 2013），根據大學生打的分數，發現隨著病程的發展，越到疾病晚期，作品特徵越傾向黯淡、冷色系、簡化、缺（空間）深度、無感情、抽象、符號化、無趣。有統計上顯著相關性的疾病階段與特徵，其相關係數範圍在 0.45 至 0.90 之間，以社會學標準，已算是高度相關（Cohen, 1988）。

3. 阿茲海默症繪圖表現與不同年齡兒童及健康同儕的比較

Bonotim 與其同事（Bonoti, Tzouvaleka, Bonotis and Vlachos, 2015）招募了 10 位患有阿茲海默的長輩，評估了 Mini-Mental State Examination（MMSE）（Folstein, Folstein and McHugh, 1975），請他們進行 3 個畫圖任務：憑印象畫六件物品、一個人、後方有樹的房子，分別計算錯誤數、細節數量、空間的正確度。同樣的畫圖任務也找了 10 位 4 歲幼童、10 位 6 歲幼童、10 位 8 歲幼童、10 位健康同儕。結果發現：阿茲海默組畫圖任務裡的錯誤數量最多、畫人的細節比 4 歲差、真實度比 8 歲差。如果檢視阿茲海默組的 MMSE 分數與畫圖任務的表現，發現 MMSE 分數越低，錯誤越多、細節越少、空間感越不真實。相關係數範圍在 0.71 至 0.80 之間，算是高度相關（Cohen, 1988）。

4. 著色畫團體的成效

Hattori 與其同事招募了 43 位輕度認知障礙的長輩，讓他們分別參與著色畫組與算數組，然後比較他們在團體前後的改變（Hattori, Hattori, Hokao, Mizushima and Mase, 2011）。結果發現算數組在 MMSE 的分數進步顯著高於著色畫組；著色畫組則在心理面向生活品質進步顯著高於算數組。這樣的結果告訴我們，著色畫團體的效果可能不在認知功能，而在心理層面的安適感；相對的，透過純認知刺激類的團體未必有助促進安適感。因此，想針對失智症的行為精神症狀有直接幫助，或可應優先考慮著色畫這類的團體，例如 Lancioni 的研究中便指出，著色畫團體被發現能夠減輕遊走的現象（Lancioni, Perilli, Singh, O'Reilly and Cassano, 2011）。

臨床上的觀察

1. 與失能嚴重程度的相關

在臨床上，我們觀察到個案的著色特徵，似乎與認知狀態有相關性，但這只是非正式觀察。同時，我們也遇過一個案例，原本在著色畫團體裡面都可完整著色，但某一次，卻與前週表現落差極大，無法完整著色。事後才知道此長輩遭遇了一次小中風（Huang and Huang, 2015）。因此，綜合文獻所發現，臨床工作人員感到似乎可以將著色畫的作品特徵做一個整理與分析，看是否能驗證臨床上的非正式觀察。

2. 著色畫發展為臨床工具：臨床上的困境與機會

在臨床上，罹患失智症的長輩，對於自己身體狀況的改變漸漸無法清楚理解，溝通也漸有障礙，身體有病痛或能力有變化，也就難以主動表達，非常依賴照顧者的積極觀察與旁敲側擊。而在臨床實務上，正式的標準評估，通常會 6 個月進行一次，且需心理師安排施測。如果在長輩例行參與的活動中，能夠固定持續產出作品，不花費太多人力與時間的前提下量化作品特徵來了解功能狀態，那將可以當作一個簡易臨床監測工具。而著色畫似乎有這樣的潛力，因此我們將此困境視為機會，嘗試發展出一個著色畫作品特徵的評估方式，用以積極觀察長輩短期生理、心理功能狀態的波動，以及長期的病程變化（Huang and Huang, 2021）。以下提供初步實證結果予大家參考。

著色畫發展為臨床簡易評估工具

1. 發展過程與方法：標準著色畫的產生

首先由擁有服務失智症長輩經驗的數位醫療背景人員，進行討論，考慮到具體物體、動物、植物，以及帶象徵性符號的圖像，可能會因長輩個人生活經驗，而反應至著色方式。所以決定選擇接近中性的圖像，避免因特殊經驗影響著色傾向。研究團隊找了一位美術教師畫製了兩張圖像，由醫療背景人員依照臨床觀察與經驗，討論後決定採用其中一張構圖複雜度適中者，並取得教師之授權使用（圖一）。

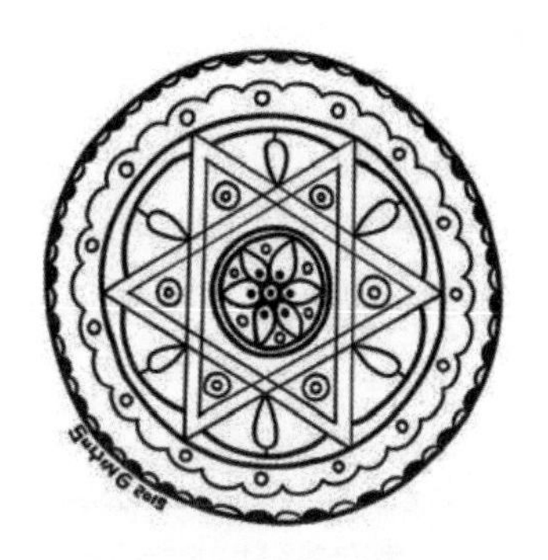

圖一：標準化著色畫圖案

資料來源：陳思穎老師授權同意使用。

2. 特徵項目的產生

為了確保涵蓋可能的潛在概念與形容詞，我們邀集了數位持續接觸失智症相關診斷，並固定帶領治療性團體的醫療人員，將失智症長輩在團體中完成的著色畫，一齊攤開在桌上，讓大家將所有想到的形容詞說出，將這些形容詞都記錄下後，由一位職能治療學系大學教師進行歸納與統整，當場與大家核對是否正確捕捉與涵蓋所提出的形容字眼，最後留下了 17 項形容詞（Huang and Huang, 2021）。

1	2	3	4	5	6	7	8	9	10	11	12	13	14	15	16	17
上色仔細	描邊	畫破紙	零亂	上色均勻	塗滿	合理分配位置	有意識地選色	筆觸間有間隙	色塊完整	塗出邊線	顏色相疊	上色有對稱性	作品已經完成	鮮明	豐富	創意

3. 特徵計分的產生

有了用以描述作品特徵的項目後，怎麼將這些特徵進行計分（數字化），則進行了三選一的過程。我們採用李克特量表先製作了三種計分方式，由上述提到的醫療人員試評（Huang and Huang, 2021）。

表一：著色畫特徵的計分方案

方案一	強烈不同意	不同意	中立	同意	強烈同意	
	-2	-1	0	1	2	
方案二	強烈不同意	不同意	稍微不同意	稍微同意	同意	強烈同意
	-3	-2	-1	1	2	3
方案三	完全不是	稍微	普通	非常	完全就是	
	0	1	2	3	4	

資料來源：Huang and Huang（2021）。

經試評與討論後，大家一致同意選擇方案二。整理出來的原因有：中立選項很難使用，此外方案二的級別數感覺比較剛好，方案一級數太少，方案三感到無法忠實呈現想法、無法表達出正負方向（Huang and Huang, 2021）。

4. 初步信度

有了評分的項目與計分方式後，幾位具醫療背景的研究人員，透過一張著色畫進行 30 分鐘的訓練，過程中對項目與給分的問題皆提出討論。完成 30 分鐘訓練後，對數十份患有失智症長輩所畫的著色畫，進行特徵的評分。接著使用 Intraclass Correlation Coefficient（ICC）這系列統計指數（Shrout and Fleiss, 1979），來計算每個項目，不同評分者，彼此之間的同意程度。結果發現如果採用 3 位評分者的平均分，在 17 個項目中，只有一個項目（描邊），會因為不同評分者而產生分數誤差。其餘項目則皆達到中、高度（ICC=0.64-0.90）的一致度（Huang and Huang, 2021）。表示若對評分者進行簡單說明與練習後，採用 3 位評分者的平均分數，不用擔心評分者導致的誤差。

5. 初步效度

（1）表面效度

為了初步了解醫療背景人員對於項目，是否感到具代表性，採用了內容效度指數的方法（Grant and Davis, 1997）。透過此作法可以將上述概念，量化成數字來檢視。作法是詢問醫療人員，對於「上色後的效果來評估，這個項目你覺得是否具有代表性」這描述打分數？結果發現有一半的項目具有代表性，另一半則讓評分者感到不夠具代表性。然要注意的是，人們在意識上覺得這概念過度籠統抽象，不代表大腦在潛意識底下，沒有一套系統性的機制在採用這概念。例如一個人的「可靠度」，若問一般人，會回答這是一個難以捉摸的抽象概念，但社會心理學卻發現，人們驗判斷「一個人的可靠度」上，是能達到共識的（Ambady and Rosenthal, 1992）。

（2）效標效度

為了了解著色畫特徵與正式認知評估的分數是否會一起增加或一起減少，我們檢驗了 17 個作品特徵分數與 MMSE 的分數相關性（Huang and Huang, 2021）。將數十位失智症長輩所畫的作品分析，計算皮爾森相關係數後發現，17 個項目中的 13 項，與 MMSE 分數有統計上的顯著相關（r=0.43-0.70, p<0.05）。以相關度最高的三個特徵為例，作畫者 MMSE 分數越高，著色畫作品看起來「越豐富（r=0.70, p<0.001）」、「越有創意（r=0.68, p<0.001）」、「越鮮明（r=0.67, p<0.001）」。初步看來，著色畫作品的特徵，與認知功能有高度關聯。

6. 現狀與未來發展

經由臨床觀察作為一個起點，回顧文獻中有限的實證，大致支持罹患失智症後，隨著病程發展，藝術創作也會隨之改變，產生特定的表現。而著色畫在臨床上非常容易使用，接受度高，研究也證實對心理安適有正面助益，表示此類活動有繼續使用的必要。著色畫團體一般每週進行一次，頻率高、不增加額外成本，就可取得作品。若能將作品特徵發展成一個可以跨評量者的量化工具，建立起與常見正式評估的相關性，將可以在臨床上，不增加太多成本的前提下被使用，協助我們更積極地觀察失智症長輩的功能狀態。由於過去並沒有針對著色畫作品特徵的評估工具，因此我們從臨床工作人員的經驗中，逐步建立項目，取得客觀數據，慢慢建立實證，已有初步成果。未來有三大方向：第一、增加更多的作品樣本數，方能探討目前的 17 個特徵項目，該怎麼濃縮、刪減？第二、以更多的樣本數，採納更多的其他常用正式評估，進行更完整的同時效標效度檢驗；也可採納不同時間點的評估，進行預測效標效度檢驗。第三、招募健康同儕的著色畫作品，進行對應的特徵分析，以為對照。

結語

隨著人口老化，與失智症共存的人口將越來越多。個案隨著疾病的進展，會逐漸失去表達能力，使照顧者越來越難以知道其身心狀態的變化。在臨床上，正式的認知功能評估往往要相隔半年，且需要專業心理師進行安排。如果個案在評估與評估之間發生身體功能的急遽改變（如：小中風），旁人往往未能明確察覺，因此透過例行團體固定產出的作品，可以協助我們了解當事者身心功能，將能更好的協助他們，及早採取必要的行動。著色畫具有提升心理安適感的效果，在臨床上容易使用，對參與者的能力差異適應性高，每週都可進行，在低成本的前提下，取得參與者的作品。現有的初步資料顯示，著色畫作品的特徵確實與常見的認知評估分數有顯著的關聯性，往後將持續增加分析的樣本數量，逐步優化評估的內容，建立更多的實證證據，以成為臨床人員的有益工具。長輩們參與著色畫團體活動，心理安適感得到提升，行為與精神症狀得以降低，同時透過產出的作品，能更了解創作者的功能狀態，實為多贏的局面。

文內所提之研究承蒙衛生福利部研究發展獎勵計畫（10854）之補助，以及衛生福利部嘉南療養院王齡瑩職能治療師、陳柏言職能治療師及蕭涵憶職能治療師之協助，僅此致謝。

參考文獻

Ambady N. and Rosenthal R., "Thin Slices of Expressive Behavior as Predictors of Interpersonal Consequences: A Meta-analysis," *Psychological Bulletin*, 1992, 111(2): 256-274.

Ballard C. and Howard R., "Neuroleptic Drugs in Dementia: Benefits and Harm," *Nat Rev Neurosci*, 2006, 7(6): 492-500.

Bonoti F., Tzouvaleka E., Bonotis K. and Vlachos F., "Do Patients with Alzheimer's Disease Draw Like Young Children? An Exploratory Study," *J. Alzheimers Dis.*, 2015, 43(4): 1285-1292.

Chancellor B., Duncan A. and Chatterjee A., "Art Therapy for Alzheimer's Disease and Other Dementias," *J. Alzheimers Dis.*, 2014, 39(1): 1-11.

Cohen J., *Statistical Power Analysis for the Behavioral Sciences Hillsdale*. NJ: Erlbaum,1988 (2nd ed.).

Folstein M.F., Folstein S.E. and McHugh P.R., "'Mini-mental State'. A Practical Method for Grading the Cognitive State of Patients for the Clinician," *J. Psychiatr Res.*, 1975, 12(3): 189-198.

Grant J.S. and Davis L.L., "Selection and Use of Content Experts for Instrument Development," *Res Nurs Health*, 1997, 20(3): 269-274.

Hattori H., Hattori C., Hokao C., Mizushima K. and Mase T., "Controlled Study on the Cognitive and Psychological Effect of Coloring and Drawing in Mild Alzheimer's Disease Patients," *Geriatr Gerontol Int*, 2011, 11(4): 431-437.

Lancioni G.E., Perilli V., Singh N.N., O'Reilly M.F. and Cassano G., "A Man with Severe Alzheimer's Disease Stops Wandering during a Picture Colouring Activity," *Dev Neurorehabil*, 2011, 14(4): 242-246.

Levy K., Lanctôt K.L., Farber S.B., Li A. and Herrmann N., "Does

Pharmacological Treatment of Neuropsychiatric Symptoms in Alzheimer's Disease Relieve Caregiver Burden?" *Drugs Aging*, 2012, 29(3): 167-179.

Miller E. and Johansson B., *Capability to Paint and Alzheimer's Disease: Relationship to Disease Stages and Instructions*. SAGE Open. January 2016.

Shrout P.E. and Fleiss J.L., "Intraclass Correlations: Uses in Assessing Rater Reliability," *Psychol Bull*, 1979, 86(2): 420-428.

Steinberg M. and Lyketsos C.G., "Atypical Antipsychotic Use in Patients with Dementia: Managing Safety Concerns," *Am J Psychiatry*, 2012, 169(9): 900-906.

van Buren B., Bromberger B., Potts D. and Miller B. and Chatterjee A.J., "Changes in Painting Styles of Two Artists with Alzheimer's Disease," *Psychology of Aesthetics, Creativity, and the Arts*, 2013, 7(1): 89.

Wang Q.-Y. and Li D-MJCNR, "Advances in Art Therapy for Patients with Dementia," *Chinese Nursing Research*, 2016, 3(3): 105-108.

Wijk H. and Sivik L., Some Aspects of Colour Perception among Patients with Alzheimer's Disease," *Scand J Caring Sci.*, 1995, 9(1): 3-9.

Huang, P. C., & Huang, W. J. (2015, Sep). *Can Picture Coloring be an Ongoing Evaluation in People with Dementia?* Poster session presented at the 9th International Congress of Asian Society Against Dementia, Kumamoto, Japan.

Huang, W. J., & Huang, P. C. (2021, September). *Applying Picture Coloring as an Ongoing Screening Tool of Cognition in Dementia.* Poster session presented at the Council of Occupational Therapists for the European Countries Congress, Prague, Czech.

失智者的活動設計與安排

張玲慧
成功大學職能治療學系副教授

從生活之中找到美好可以增進生活品質。失智者的照顧經驗，不完全是一般媒體上時常報導的失智照顧困境與悲歌。真實生活中往往是起起伏伏、有哭有笑，然而失智照顧的正向經驗、如何在照顧過程中找到生活的美好卻比較少人注意到。筆者先前完成一個探討正向的照顧經驗之研究，嘗試從家屬分享照顧失智者的過程中，如何從生活中創造快樂、美好的回憶之經驗，整理正向照顧經驗的本質。因此本文從以上研究、相關文獻與臨床經驗統整，討論如何從失智者的日常生活安排、活動設計中創造美好的經驗。

職能治療主要是以「利用有意義的活動幫助個案恢復或維持心智功能，發展調適技巧並維持生活功能」為主軸。筆者也曾在《職能治療：社區好夥伴》一書中提到職能治療為「健康生活型態的再造家」，為失智者做適宜的活動及活動環境規劃與安排，是職能治療師的專業。從日常生活活動出發進行活動安排與設計，需要先了解失智者的能力、活動經驗與喜好、活動環境、照顧者的照顧能量與期待等，與照顧者共同討論及合作，方能符合照顧者與失智者的需求，規劃出吻合失智者能力的活動環境及達到個別化與多樣化之日常活動安排的目標。

許多因素會影響失智者的活動參與，例如社區活動資源不足、失智者本身的狀況（如認知退化程度、當時功能與健康狀態、動機降低、問題行為、動作執行困難、環境辨識能力降低、溝通能力變差等）、照顧者或活動帶領者的溝通方式、照顧負擔、對失智者的了解及行為處理模式等、活動本身的特質、是否能夠做難度分級與簡化，以及活動環境因素等（見下圖一）。因此適當的失智者活動安排需要多方面考量。透過適當的活動安排及設計，家屬也能與失智者共同創造安心且舒適的生活。以下提出十個活動規劃的重點：

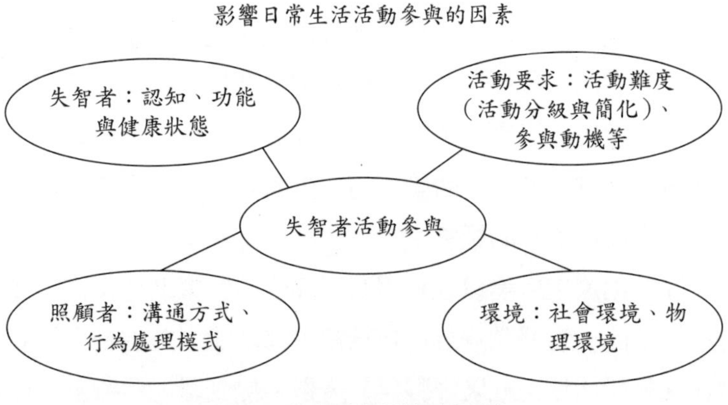

影響日常生活活動參與的因素

失智者：認知、功能與健康狀態

活動要求：活動難度（活動分級與簡化）、參與動機等

失智者活動參與

照顧者：溝通方式、行為處理模式

環境：社會環境、物理環境

圖一：失智者活動規劃重點

資料來源：作者整理。

重點一：創造成功且少錯誤的經驗。當我們聽到「訓練」

這個詞，我們時常會希望受訓者可以達成設定的目標或看見顯著進步。但對失智者來說，他們在生活中時常有許多挫折、失敗的經驗；既使是重度失智者，若照顧者或活動帶領者對於他們的活動表現有負向反應，也能感覺到自己事情沒有做得很好，因此感到失落、難過。因此如何在活動過程中，讓失智者不過度挫折、體驗到成就感非常重要，一個成功少錯誤的活動經驗，方能鼓勵繼續的活動參與。當我們在一個從容的環境中做事，我們的腦神經也能夠達到最佳的整合與運作。

重點二：從日常生活中熟悉且強調頭腦及身體並用的活動開始。我們如果要鼓勵失智者從事活動，盡量從他們熟悉，並且可以頭腦身體並用、有外顯動作的活動開始，如洗澡穿衣、做家事、協助備餐收拾、整理花圃、散步等，都是適合失智者從事的日常生活活動。透過失智者對這些事情的熟悉感，增加他們的活動參與度。頭腦及身體並用之活動的優勢，是可以透過這樣的外顯身體行為來確認失智者在從事活動的過程中，確實有主動參與。以看電視為例，從觀察個案看電視的過程中，若個案沒有明顯的外顯行為，例如對電視內容作評論或有所反應，時常不容易確認失智者在「看電視」或「給電視看」。但是如果類似唱歌、寫字等有明確外顯行為，活動成果的活動，如唱完一首歌、寫出一些字等，可以藉著這些外顯行為與結果，很清楚知道失智者是否是主動參與。這時候，應該是不管他唱得好不好、有沒有忘詞或者字寫得好不好，或是寫錯字，都應給予鼓勵，失智者也可藉由完成的活動與照顧者的鼓勵建立信心與增加成就感。因此鼓勵失智者完成熟悉且身體頭腦並用的日常生活活動，可以為失智者創造多成功、少失敗的生活經驗。

重點三：重點在活動過程、而不是活動結果。我們時常看到照顧者很用心的為失智者安排特殊的活動體驗，或者一些訓練課程期待失智者能夠重新學習一項新的活動能力。活動的多樣化對失智者運用他的身心能力很有幫助，但這時候，更要提醒自己，這些活動的目標是希望能夠創造生活的美好，能夠有多成功、少失敗的經驗，因此能夠快樂參與最重要。活動有趣、熟悉或是能吸引失智者的注意力，但結果不是重點，不須要因為結果不如預期，給予失智者壓力，或照顧者自咎覺得沒有安排妥當。

重點四：環境簡化、適當的提示。因為失智者的能力退化，可能會出現無法辨識熟悉的物體，如不知道畫筆如何使用或是不知道牙刷的功能是拿來刷牙等，或者對於複雜的環境無法適當因應，如從有很多東西的洗手檯，找到自己的牙刷，此時可以藉由環境調整來協助。可以透過簡化環境、讓必需品容易拿取、移開不必要的用具，以及利用清楚易懂的口語提示來協助失智者，將每一個步驟拆解開來，帶領失智者一步一步的完成每一項指令，進而協助失智者完成該活動。在活動過程中，也可視需要為失智者選擇適合的輔具來協助活動的進行。照顧者是社會環境的一部分，照顧者的態度、溝通方式等，都對失智者的活動參與影響很大。因此照顧者是否能夠有適當的問題行為處理模式及適當的溝通方式很重要。

重點五：了解失智的共病並能適當的因應。失智者的症狀多元，包括問題行為、參與動機低落、認知能力退化等。照顧者在因應這些非常顯著的認知與行為問題過程中，有時無暇顧及或者沒有注意到有些問題其實不一定是失智症造成，而是失智者的其他共病或者身體老化造成，例如精神不好，可能是因為所吃的藥物之副作用，不是失智造成的不想做事，因此應該與醫師或藥師討論藥務處理。使用馬桶有問題，可能是下肢肌力不足，可以評估馬桶增高器的適用性。

重點六：以「能」的活動來提升參與動機。動機下降是失智者的病症之一。當我們看見失智者不願意從事某項活動時，除了許多外在因素包含挫折經驗多、怕被罵、不想做等，失智症的病症本身就會造成失智者參與動機下降。因此在這過程中，照顧者必須要了解，失智者的參與意願低落並不一定是故意不配合，而是病症所導致，衍生活動耐力低、完成品質下降與無法獨力完成活動的問題。

從失智者的活動歷史來了解對哪些活動感興趣及不感興趣，再加上正確的認知及功能評估對失智者的能力有正確的了解，評估活動的環境與活動要求後，方能做適當的活動安排與規劃，能夠藉由失智者的現有「能力」，來補足他的功能退化。將目標放在失智者「能」做什麼，引發出失智者從事該活動的興趣及意願。

重點七：以減低活動障礙為目標，鼓勵持續的活動參與、非停止活動。在活動過程中，當遇到困難時，以減少活動障礙為目標，與失智者、照顧者共同討論出減少活動障礙的方法有哪些，同時賦能照顧者有能力持續鼓勵失智者從事活動，而非停止活動。特別是當此活動若非失智者原本熟悉時，目標是讓失智者能盡量發揮他的優勢來逐漸熟悉此活動，視情況調整活動難度與鼓勵持續的活動參與。

重點八：考慮到照顧者的照顧負擔與能量。減少活動障礙可以讓失智者在活動過程中延長活動參與的時間，增加失智者的參與度及成就感，也可以讓照顧者從中爭取到更多時間來照顧自己或者處理其他照顧問題。然而因為家屬在照顧失智者的過程中，所要面對的照顧問題及照顧壓力也會容易讓家屬感到心力交瘁，因此在活動設計及安排上，必須將照顧者的能量納入考量。除了對活動的理解及帶領外，照顧者的生理及心理狀態是否能帶領失智者從事活動也是相當重要。如果照顧者沒有能量做活動安排時，可以考慮先從減輕照顧者負擔、提供照顧者支持、引進喘息等服務等開始。

重點九：不只有考慮單一活動的參與，同時考量整體日常生活規律的安排。在活動安排方面，失智者平日從事的日常生活活動是否多樣化、各項活動之間的平衡、日間活動與睡眠習慣之規律，以及黃昏症候群等因素都需要納入活動安排的考量。目前已有多個跨國大型研究支持健腦生活型態需要包括適量的體能活動、認知活動、社交活動、適量營養等，我們可以檢視失智者的生活活動種類是否符合以上活動的安排原則。

重點十：少量多餐式的活動參與。在失智者參與活動的過程中，必須安排固定的休息時間，或接納少量多餐式的參與方式。少量多餐式的參與方式是指從事活動過程中，對失智者的活動參與耐力可以接受一次活動時間沒有很長，但是可以分段進行來增加參與量。例如與失智者玩撲克牌的過程中，失智者也許不能夠如往常一次打牌 50 分鐘。此時就可以視失智者的活動耐力，每 10 至 20 分鐘安排適當休息，或者失智者可能還不到固定休息時間，就因活動耐力不佳，覺得不耐而想要起身走動休息，這時候柔性鼓勵繼續參與若無效時，應該讓失智者自己決定他的休息時間，不需要給他壓力一定要繼續活動，此時活動帶領者也可以檢視是否活動太難、失智者沒興趣等，視需要調整活動。

參考文獻

邱瀅年、張玲慧，〈探索失智症成年女兒照顧者的正向照顧經驗〉，《職能治療學會雜誌》，2018，36 卷 1 期，頁 72-95。

張玲慧（主編），《職能治療：社區的好夥伴》。新北：心理，2017。

手、腦、藝術與職能

郭立杰
成功大學職能治療學系、生物醫學工程學系、老年學研究所教授

前言

請大家先回想一下，從今天一早睡醒開始到現在，您的手幫您做了多少的事？少了手，您能完成這些日常生活及職業或學業上事務嗎？再請大家想想，既然您的手若真的那麼重要幫您做了諸多大小事務，您善待您的雙手了嗎？而手跟我們的腦之間的關係到底有多緊密呢？若當手與腦之間的關係被破壞或未達平衡，將會影響我們的功能性或日常活動及職能角色與表現有多深呢？而哪些狀況會造成手與腦之間的協調關係被破壞呢？是急性創傷、慢性疾病、退化或是老化呢？

的確，不難從臨床實務中觀察到，無論是骨科疾患、周邊神經損傷、中樞神經系統障礙等均可能會導致手部功能的受限，進而造成患者在功能性表現及日常生活功能與生活品質受到一定程度之影響。而近年來，全球隨著老年化社會的來臨，老化議題及腦部老化所衍生出之失智或退化問題等，也讓整個醫學及學研界嚴肅及積極地正視此問題，隨著民眾平均餘命之

增加，老年生活的品質實為重要，要保有老年生活的自主獨立權、享受生活中食衣住行及育樂的種種，保有適度功能性表現之能力即為關鍵，而往往被我們忽略的「手」及「手功能」就扮演重要的角色。

在這堂課裡，我將透過我在這些年中於手部、腦部及動作控制議題上的教學與研究上之所得，以及觀察自身至親的經驗，向大家介紹手部、其與腦部間的協調及所造就出的功能，以及一個人應該有的職能角色與表現（Occupational role and performance）。

介紹外婆經驗實例

在我以往的授課經驗裡，多是將我在臨床上所觀察到及治療到的患者案例鏈結到我授課的主題介紹給同學們學習，讓他們能確實將教科書上所示的疾病、致病機制、診斷及介入等知識，與臨床實務充分結合。但今天要講授的這個主題，則是以我的至親——外婆——為例，將「手、腦、藝術與職能」這主題以我親身實例所觀察到的與同學分享。

我的外婆今年已 90 歲，感謝上帝的施恩，高齡 90 的她不僅肢體與身體健康、行動自如外，更是耳聰目明、頭腦十分清晰，每天仍享受著她當母親、當阿嬤及當阿祖的職能角色，所以當您從一位 90 歲高齡的人口中聽到她每天行程都還很忙，忙著幫這些子孫們做什麼、忙到一早起床就「上工」、連午休也不想去時，心裡不免多了很多問號再想著「這不是年輕人才該有的情境嗎？」「阿嬤（外婆）有需要把自己搞得那麼累嗎？」但看著外婆將辛苦後的成果交到這些子子孫孫手上時，臉上洋溢出那種滿足欣慰的感覺時，也讓我們了解到當生活上有一目標讓外婆焦注時，她的手、腳跟腦就不停的在運轉著，絲毫不想退休或停擺！而我的外婆都在忙著做什麼成果給我們呢？就是「畫作」與「毛衣」！

或許您會覺得我的外婆是什麼名門後代，從小接受藝術教育的薰陶，所以一輩子可盡情在藝術創作中，但實非如此，成長過程中外婆是在日治高壓統治時代下及躲空襲的環境下成長，且盡心照顧及持守這一大家庭，忙了近一甲子，到 70 歲始開啟其學習繪畫之歷程。每每子孫有要新居落成、有喜慶大事時，外婆的畫作就是一最好的裝潢、裝飾及禮物，就如我家一進門，盡入眼簾的宛如是一個家庭美術館（圖一），牆上、樓梯間掛滿外婆的畫作，而這每一幅畫作背後都有外婆所想表達的意涵及故事，記錄著她對我們帶她去各地旅遊的回憶，也表達出她對子孫們的期盼與祝福（圖二）。所以，以我的專業所學，我很高興看到我的外婆藉由動動其雙手，透過藝術畫作的創作，回顧及串聯在其腦中之記憶，也充分能有情感之抒發及意表，也藉由這些創作能讓她與其生活周遭的人、事、物、環境等完全的串聯起來。

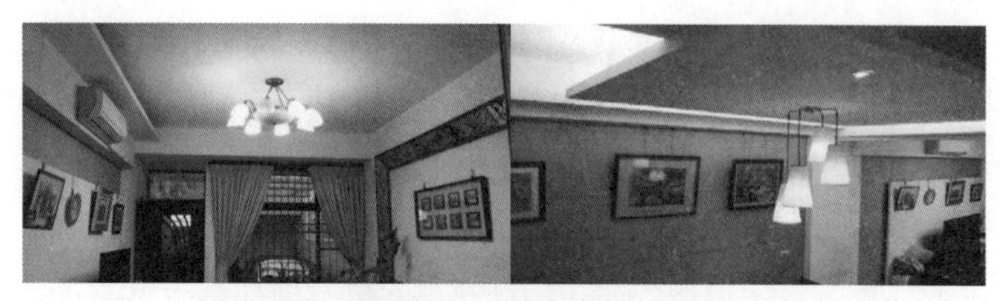

圖一：筆者家中客餐廳掛滿外婆的畫作，宛如一家庭美術館

資料來源：作者拍攝及提供。

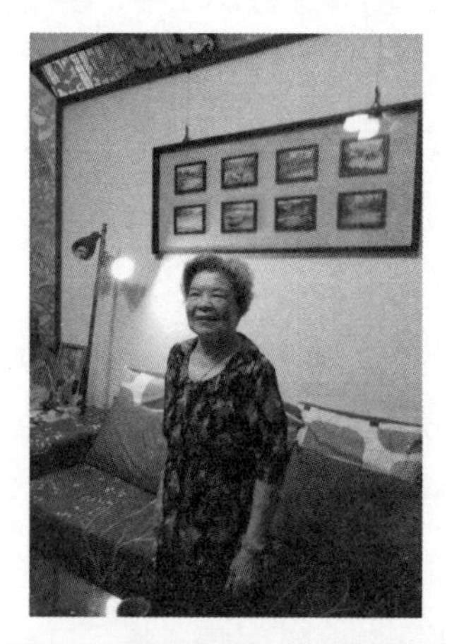

圖二：筆者的外婆與背景為其遊歷美國明尼蘇達州後之八幅小品畫作（攝於 2019 年 6 月，臺南）

資料來源：作者拍攝及提供，人像、文字及圖片內容經當事人同意始刊登。

除了畫作之外，外婆還給我們大家族中大大小小的每一位成員都準備了獨一無二的禮物——她親手編織的毛衣，說到織毛衣，外婆的功力可謂是出神入化的不得了啊！許多人學編織毛線，多是從織一條圍巾開始，若有織毛衣經驗的人大概知道，有時連織這樣平面式且結構較簡單的圍巾，而且對照著編織參考書都還會漏針或算錯針數等失誤。2020年農曆年節假期，藉著返家與外婆過年的機會，特地坐在外婆身旁靜靜觀察她織毛衣時的每一細微的動作，身為手部議題研究者的我，不禁讚嘆這項活動的複雜性及手部動作所需的精密性，如手指的抓握功能（grip function）、手指的感覺動作表現（sensorimotor performance）、各別手指之靈巧度（digit dexterity）、手指間的協調性（inter-digit coordination）、雙手間的協調性（bilateral hand coordination）等，這些功能均須相互協調、表現合宜方能讓手完成編織的工作（圖三）。除此之外，要完成編織不單僅是手部功能的需求外，我也觀察到外婆在編織這立體的毛衣時對空間概念之呈現、對於記數（計算針數）之精準，以及對於花樣、色彩的配置等的表現（圖四），若非有著大腦與手部肢體間之美妙結合、合作無間的運作，是不可能達成這個活動的。這也不禁讓我這做動作控制及動作學習科學研究的我，思考手部與腦間緊密之關係性，就像我的外婆，有著一顆功能表現良好的大腦，特別是在掌管手部控制的感覺及運動皮質區的完整功能，以及串聯至此些區域之大腦其他皮質或部位之完整連結性，因此整合起這些諸多結構及功能上的表現，讓她能完成此一美好的編織。換個思考角度，是不是也因為外婆一直在重複不斷長期地在動她的手或眼等相關器官或肢體，無論作畫或編織，也讓她的大腦不停地受到不同程度或面向的刺激，而維持了不錯的大腦活性與功能。

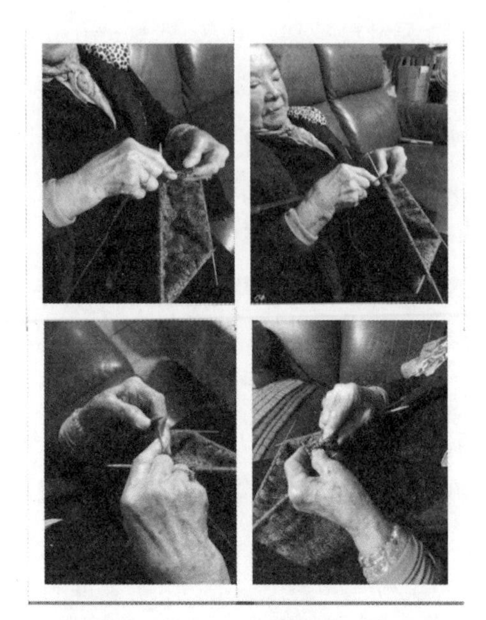

圖三：筆者的外婆於織毛衣時手部之精細動作表現
（攝於 2020 年 2 月，臺北）

資料來源：作者拍攝及提供，人像、文字及圖片內容經當事人同意始刊登。

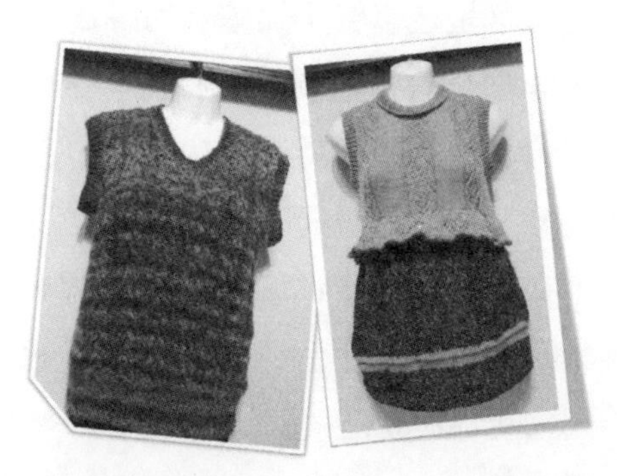

圖四：筆者的外婆自行於腦內構思圖樣、配色及手織出織毛衣作品
（攝於 2020 年 4 月，臺北）

資料來源：作者拍攝及提供，人像、文字及圖片內容經當事人同意始刊登。

從科學與研究實證為例來看此議題

高齡人口數在近年及未來幾年於世界多數國家中會快速地增長，人口老化儼然已成為全球關注的議題，藉由預防疾病的發生、減緩或避免生理功能的退化，以及提升生活品質已為許多國家的政府及民間團體所焦注的議題。老年人的日常生活活動表現與生活品質很容易受手部功能之退化所影響，諸如手指協調能力、各手指獨立性與力量控制能力等均會隨著年齡之增長而逐漸下降（Bowden and McNulty, 2013; Diermayr, McIsaac and Gordon, 2011; Ranganathan, Siemionow, Sahgal and Yue, 2001）。現今已有研究建議手部的肌力訓練與手指協調訓練可改善手指力量與手指協調功能，而過去研究亦指出老年人的手部動作表現可能與大腦皮質的退化有關（Slobounov et al., 2002），然而，大腦的退化與手部功能如協調、控制能力等間的相關研究則較少被討論。很榮幸，在幾年前與生物醫學工程學系蘇芳慶副校長合作指導碩士班研究生鄭百芸物理治療師，其論文研究即為探討老化對大腦皮質在執行不同手指動作表現任務時的活化情形（鄭百芸，2016），透過比較年輕人與老年人利用我們開發之手指按壓評估系統執行不同之手指按壓任務，並同步運用近紅外光譜儀收集兩側大腦前額葉與主要動作皮質區之含氧血紅素濃度變化（Cheng et al., 2019）。論文結果發現年輕人的手指施力獨立性與手部精細動作功能表現皆優於老年人，顯示年輕人的手指力量控制能力與精細動作表現皆比老年人來的好。在大腦活化部分，老年人在執行手指力量控制任務時，其大腦兩側前額區與主要運動皮質區都有顯著活化，且其活化程度均比年輕人明顯。而研究也發現在手指動作獨立性及精細動作表現與大腦兩側前額葉與主要動作皮質區的活化程度間有輕度負相關，代表當動作表現越佳者（如年輕族群），其大腦活化程度較低，亦即在執行複雜的手指動作時，老年人的大腦活化情形會比年輕人大，此可推測為腦部老化所出現的代償影響。故在臨床實務上，我們平日可透過提供老年人較複雜的手指動作訓練，刺激其大腦前額葉與主要動作皮質區產生較大活化，維持腦部活化程度延緩腦部之退化發生。

由於全球失智症患者人數逐年在增長，對於失智症患者之照護與預防亦是當務之急，延續我們探究老年人手部與腦部活化之研究，我很榮幸能繼續與蘇副校長合作，並延伸我們的研究領域，與失智症專家白明奇教授合作指導碩士班研究生呂軒慧職能治療師，運用擴增實境技術結合手部功能訓練及近紅外光譜儀之腦活化偵測等方法，探究失憶型輕度認知障礙（阿茲海默症臨床前期）在利用精細動作結合擴增實境訓練後，於記憶力、手部功能及腦部活化等面向之療效（呂軒慧，2018），論文結果顯示在經訓練後患者之手功能、顳葉皮質區之腦部活化、情節記憶力及相關認知功能等均有顯著之進步或改善，因此該論文研究建議在臨床實務上可透過此類手部訓練結合任務導向之活動策略，用以提升失憶型輕度認知障礙患者之腦部活化與手部動作功能表現。

目前，越來越多科學實證建議透過運動或認知等不同面向的訓練來激活我們的大腦，維持腦部活性減少腦功能之退化，雖然在手部相關的議題尚未見有較多的研究發表，但我相信此部分的科學實證及未來之臨床實務上的介入策略勢必會逐步被建立，但在這些現有規模有限但卻是正向的證據支持下，我們若能鼓勵老年人多多動動手、參與藝術創作，不僅可活化大腦，更能維持身心靈上之健康，維持生活功能及品質，就像我的外婆一樣，這不也是很棒呢？

參考文獻

Bowden, J. L., & McNulty, P. A., "The Magnitude and Rate of Reduction in Strength, Dexterity and Sensation in the Human Hand vary with Ageing," *Experimental Gerontology*, 2013, 48(8): 756-765.

Cheng, P.Y., Chieh, H.F., Lin, C.J., Hsu, H.Y., Chen, J.J., Kuo, L.C. and Su, F.C., "Digit Force Controls and Corresponding Brain Activities in Finger Pressing Performance: A Comparison between Elderly and Young Individuals," *Journal of Aging and Physical Activity*, 2020, 28(1): 94-103.

Diermayr, G., McIsaac, T. L. and Gordon, A. M., "Finger Force Coordination Underlying Object Manipulation in the Elderly - a Mini-review," *Gerontology*, 2011, 57(3): 217-227.

Ranganathan, V. K., Siemionow, V., Sahgal, V. and Yue, G. H., "Effects of Aging on Hand Function," *Journal of the American Geriatrics Society*, 2001, 49(11): 1478-1484.

Slobounov, S., Chiang, H., Johnston, J. and Ray, W., "Modulated Cortical Control of Individual Fingers in Experienced Musicians: An EEG Study," *Clinical Neurophysiology*, 2002, 113(12): 2013-2024.

鄭百芸，《老年人在手指按壓時力量控制與腦部活化之探討》，國立成功大學生物醫學工程學系研究所碩士論文，2016。

呂軒慧，《探討精細動作訓練結合擴增實境對失憶型輕度認知障礙在記憶能力之療效》，國立成功大學生物醫學工程學系研究所碩士論文，2018。

被誇大的效應：莫札特效應（Mozart Effect）

楊金峯
成功大學藝術研究所副教授

話說從前

1991 年，法國醫生 Alfred A. Tomatis（1920.1.1-2001.12.25）提議使用莫札特音樂治療自閉症與學習障礙，但沒有受到世人注意。1993 年，一篇吸引為人父母者眼光的文章，發表於權威的 *NATURE* 期刊。加州大學厄灣分校（Irvine）的教授 Frances H. Rauscher、Gordon L. Shaw 及 Katherine N. Ky 的實驗證明，聆聽十分鐘莫札特奏鳴曲（the Sonata for Two Pianos in D major, K. 448 by Mozart）可增長「空間推理」能力，報告中也提及這是有時效性的。但是商人嗅到了商機，緊接着一連串的宣傳，掀起了政治的波瀾。1998 年，佛羅里達州立法要求托兒所每日播放半小時古典音樂，還有發送 CD 給父母親，對於古典音樂欣賞人口逐漸萎縮的現今，這也算是一件好事。只是有個疑問，聽音樂真的有益智力發展嗎？

事實上，當媒體大肆報導莫札特效應時，另一方面也出現了質疑的聲音，當下，Rauscher 教授自己就出來澄清，他們的實驗只證明莫札特音樂可以「有時效性」地提升受測者的空間推理能力。此後，有幾個相關的研究，甚至是重覆相同的實驗步驟，最終還是也無法確認音樂是否可以提升智力。

1999 年，媒體出現了反面報導，認為莫札特效應並不存在，相關訊息並沒有受到重視，最終，在商人的操作之下，商業利益還是助長了莫札特效應相關商品的熱銷。看到這回事，像不像中秋節烤肉一樣？

到底有沒有效

單純就腦科學的研究，尚有不清楚的地方，很難說藝術應用無關乎智力啟發，所以，到底有沒有莫札特效應也是說不清。既然無法確認有效，只能理解成莫札特效應必然有被商人誇大之嫌。並且，1993 年加州大學爾灣分校的實驗報告〈音樂與空間推理的表現〉（"Music and Spatial Task Performance"），只針對「空間推理能力」，而不是「認知功能」；認知功能包括人物時地定向感、排序、記憶檢索、空間概念等等，空間推理能力只是其中的一部分。

2005 年 8 月 14 日中央社報導：瑞士紐夏特大學（University of Neuchatel）邦格特教授與美國史丹福大學希斯教授兩人於《英國心理學期刊》提出研究論文，指出「莫札特效應」是個「都市迷思」，不要誤會，這個實驗並不是驗證莫札特效應與智力或空間辨識力的關係。他們分析了 1993 至 2002 年，近十年，五百多篇不滿教育制度的新聞報導，統計其間關於莫札特效應的數量，分析兩者之間的關聯，認為推崇莫札特效應，實際上是對失敗教育制度的反射心理，也就是一個迷思。

任何實驗都先要設定好變數，考慮的層面也多，單單控制實驗對象的背景條件能否一致，就是個大問題，再者，除開莫札特音樂外，其他音樂有沒有效果，這也是一個問題，諸如種種，導致各個實驗會有不一致的結果，很難說有效或無效。

事實上，除認知功能外，相類似的研究一直都人在做，要說莫札特音樂或曲風相類的古典音樂，有沒有其他方面的輔助效果，答案是正面的，例如改善情緒、降低噪動、增進注意力等等健康照護；甚至於可以用於自閉症、遲緩兒的提早療育。

今日人們不只是重視健康，醫療也不只是治病，為了更健康地活着，輔助治療受到重視，有些醫療院所把藝術、音樂、戲劇和舞蹈等治療列作職能治療的一部分，如果說莫札特效應有助於提高智力，這是沒有肯定的答案，倒不如想想，把音樂用於輔助治療的效果。

藝術治療，治療了什麼？

藝術治療主要用於情緒調節、自閉症、音樂律動（肢體律動、舞蹈治療）復健等等，音樂具有「自我刺激」的效果，像是調節老人、孕婦的憂鬱情緒；自閉症兒的療育，透過藝術治療來提升、減緩自閉症者的感官刺激。

世界圖書出版的《音樂治療學基礎理論》提到了藝術治療的基本作用，主要分為三方面：

1. 人際／社會作用

音樂具有非語言交流的社會性，簡單地說，音樂不需要透過語言就可以達到一定的交流目的，事實上，社會資訊不足或缺乏社會交往，都會影響心理健康，不論是藝術、戲劇、舞蹈或音樂治療活動都有增加人際交往的功能，避免因為人際交往不足而產生情緒問題，對於原本就有社交障礙者而言，這算是一種治療行為。

（1）適用的對象，如部分精神症狀、心理症狀、自閉症者、老年癡呆症或長期住院的慢性病患。

（2）主要治療行為，是透過團體行動，學習與他人合作，藉以提高人際關係、語言溝通能力、養成正確的社會行為以及自我克制能力。

藉由音樂交流活動，從中獲得自我表現的機會，得到成就感，增加參與者的自信心，提升自我評價，以達到治療的目的。

2. 心理／情緒作用

1884 年，心理學家威廉・詹姆斯（William James, 1842.1.11-1910.8.26）的文章認為情緒的體驗主要是因為生理的變化，幾乎是同時，一位丹麥心理學家卡爾・蘭格（Carl Georg Lange, 1834.12.4-1900.5.29）也提出相似的說法，因此，這種學說被稱為 James-Lange 理論，一般我們認為情緒導致行為，但此理論反向解讀，「刺激引動神經系統反應，產生生理變化，生理變化導致情緒」，到了 20 世紀中葉，主流心理學界摒棄這種說法，畢竟生理反應與情緒之間沒有對應，如何確認生物反應製造情感？

20 世紀中葉，阿諾德（Magda Blondiau Arnold, 1903.12.22-2002.10.5）的認知評估理論認為人對於周遭情景的判斷決定了其情緒體驗，這樣的說法曾經成為心理治療的主要流派，這個流派認為，如果情緒出現了問題，其腦子中必定存在着某些不合理的觀念。

心理學家湯姆金斯（Silvan Solomon Tomkins, 1911.6.4-1991.6.10）於 1962 年出版《情感意象的意識》（*Affect Imagery Consciousness*）一書，提出一系列關於情感、情緒的文章，對於阿諾德的理論提出質疑。湯姆金斯主要是觀察新生兒的情緒反應，研究情緒在生存與發展過程的作用，認為情緒是人的第一動機，決定了人的認知和人格發展方向，譬如興趣（情緒狀態）影響人學習過程，藉此放大了內心動機轉化成行為。也就是說情緒的經驗影響人的行為和人格，可以說是形成人格的整合系統。

傳統的心理治療認為「認知決定情緒」，而藝術治療認為「情緒決定認知」，像是音樂治療具有「緩解負面情緒」的作用，例如抑鬱、悲傷、痛苦、憤怒或充滿情感的音樂，能激起接受者負面情緒的發泄，而積極、快樂甚至是軍歌，可以強化其內心積極的情緒，形成支援的力量。

3. 生理／物理作用

音樂能引發一些生理反應，主要是情感、情緒的作用，可以降低血壓、減緩呼吸、心跳，甚至造成皮膚溫度升高、肌肉電位降低、皮膚電阻值下降、增加血液的去甲腎上腺素含量、免疫球蛋白 A(IgA) 含量等等，腦部對外在的刺激產生反應，音樂也能對人的生理產生作用，這就是音樂治療的重要功能之一。

國內在輔助治療方面仍然很傳統，相對地，復健、語言、睡眠等等輔助治療比起音樂、戲劇、舞蹈等，得到更多的信任。然而，藝術相關的治療學術研究也歷經過大半個世紀了，成效自然是有的，像是音樂治療用於自閉症兒的療育，已被確認是有一定的效果。

一般來說，音樂治療主要是透過舒發內心感受，完善身心靈、減輕壓力、減緩疼痛感；從觀察失智症患的病程發現，記憶中的歌曲往往是在最後才失去的，也就是說，音樂治療有增強記憶力的作用，並且，音樂團體活動是需要十分專注在人與人的互動，可以培養參與者的社交溝通能力，再配合復建、舞蹈治療或運動治療，可以促進肢體復健。

在英美國家藝術、音樂、舞蹈、戲劇等等治療已有證照制度，或許需要再些時日，我國也會把這類輔助治療列入正軌，如語言治療、復建或睡眠治療一般，建立起官方認可的證照制度。

穿梭於現實跟想像間的載體：戲劇治療與高齡族群

吳怡潔
戲劇治療師

概述

這篇將簡介戲劇治療，包括整合理論與方法概述，簡述臺灣高齡族群現況與需求，及戲劇治療介入核心觀點與個案分享，並探討戲劇治療師的養成、與高齡者工作議題與自我照顧。

戲劇治療簡介

> 小時候無錢，每次有運甘蔗的火車經過，阮就會成群結隊偷拿。那時候運甘蔗的火車走很慢，有人看守，有人就負責跳上去，抓甘蔗拼命往下丟，也要有人負責撿。要是有警衛隊的人來，我們就要趕緊跑。因為年紀很小，其實被抓到，也只是被人臭罵。每次車來還是一定要去。

我若死，都應該作早死死。我唯一驚的，是我若死，孫無妻無子，伊哪老，誰照顧？

姥姥拿起煙霧裊裊的香，分給我三支，她轉頭對著神明畫的方向，念念有詞。煙有點嗆，我咳了出來。姥姥用力拍我的頭。她說誠心點，讓公公快好起來。後來公公走了。是因為我咳嗽嗎？到現在我都還是覺得是自己的錯。

每個高齡者分享的故事，都在團體中或是在一對一的諮商室裡，被專心的聽見，被穩穩地安放在空間裡。戲劇治療師整合心理治療的理論以及劇場藝術的創造性思維，著眼在參與者的生理、心理、人際以及靈性需求，透過參與者的想像力與身體行動與他人產生互動，以達到身心平衡、人我平衡。戲劇治療重點在於過程，而非結果；不是戲劇教學，也不是劇團排練；不是為了演給誰看，而是為了參與者在創作過程中的自我覺察與成長。

說故事的人，可能是一個觀眾，看著其他人幫她把故事呈現在眼前。說故事的人，有可能是一個編劇，把故事書寫，整理出來。說故事的人，可能是一個導演，安排團體的其他人來飾演他的故事。說故事的人，也有可能是一個演員，呈現她故事裡最重要的角色。有一些說不出故事的，用他們的身體、聲音，告訴我們她／他的故事。

戲劇治療整合理論與方法概述

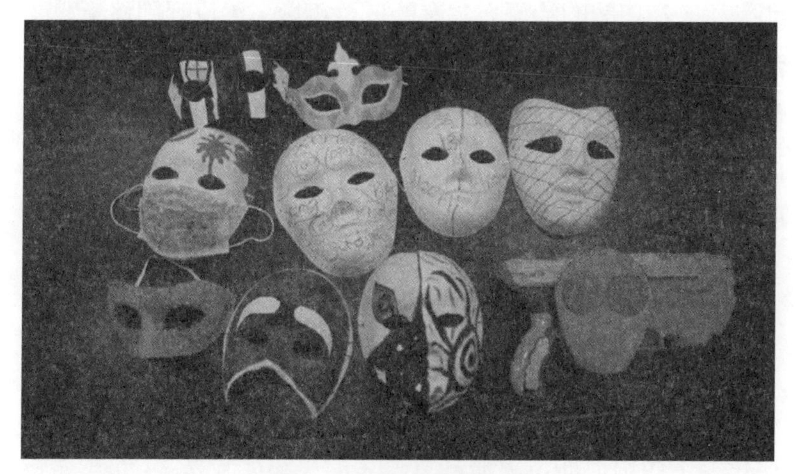

圖一：參與者面具作品

資料來源：戲劇治療分享工作坊、作者提供。

> 戲劇具有治療的性質自遠古時期的儀式戲劇中即已存在。戲劇的型式、訊息、價值與情感連結，發展為人們的行動，有助於減低焦慮、消除困惑並滿足情緒與認知，而使人們安於生活並建構成一個穩定的社會。戲劇藝術發展至今，其治療的內涵始終存在。（張曉華，2016）

戲劇起源自遠古的巫醫祈求神靈降福免除災厄、慶祝豐收或是哀悼失去。想像力是遠古人類與自然共處且賴以生存的能力。經過宗教革命、工業革命直到現在的資本主義社會，戲劇的功能與形象也與遠古時期大相逕庭。戲劇治療成為專業可以分成兩條脈絡描述，20世紀佛洛伊德已降，心理治療成為一門學科，在口語的治療方式發展近百年後，治療師們逐漸關注到身體表達的重要性，進而注意到戲劇這個古老的存在。另一條發展脈絡是在二戰後，大批患有創傷症候群的士兵回到家園而適應困難，劇場藝術家們在醫院、療養院或者監獄中，以戲劇演出，或是戲劇活動的方式，協助患者回歸社會。

不同流派的戲療師皆有其心理學與戲劇領域的知識背景。心理學領域，筆者以人本心理治療、精神分析、存在主義心理治療、心理動力理論、發展理論、依附理論、社會心理學以及心理劇等理論作為主要依歸。戲劇理論則有亞里斯多德詩學的淨化論，史坦尼斯拉夫斯基寫實表演「宛如我是」、布萊希特的史詩劇場理論——疏離效果、葛羅托夫斯基的貧窮劇場、麥可契科夫的心理姿態表演方法論、史波琳的戲劇遊戲，以及溫妮佛列德瓦德的創作性戲劇。

戲劇治療的臨床工作先驅們在20世紀，陸續整合出自己的理論架構，礙於篇幅，在這篇文章將介紹到的有：David Read Johnson的發展性轉化法——遊戲空間概念、Sue Jennings的EPR三階段、Robert Landy的角色理論。

戲劇媒材多元，包含生命故事敘說、想像故事編造、身體感受或表達、角色扮演、戲劇遊戲、即興戲劇。另外透過視覺、聽覺、嗅覺、味覺、觸覺的五種感官，對環境的投射，也可以作為媒材。媒材的目的，是輔助刺激想像力、喚醒記憶、創造出經驗性的戲劇歷程。有了心理學的知識背景，戲療師藉由戲劇作為手法嘗試理解參與者狀態，在與參與者互動過程中，順著動力點燃對方的自發性與想像力。

生命故事敘說
想像故事編造
身體感受或表達、
角色扮演、
戲劇遊戲、
即興戲劇。
其他五感媒材範例。
視覺：燈光、舞台、道具、影像、照片、卡牌、詩文、面具、服裝。
聽覺：音樂、音效、聲響。
嗅覺：熟悉的味道、大自然的各種味道。
觸覺：麵團、陶土、抱枕、不同溫度、觸感的物件。

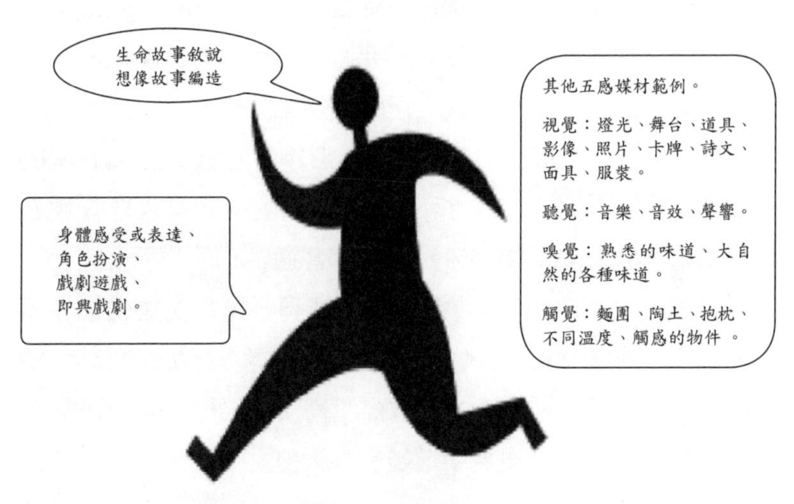

圖二：戲劇媒材

資料來源：作者繪製。

透過階段性的引導，與參與者一同建立安全感、認同感，一步步體驗具有身體性的歷程。 戲劇的想像空間，涵容各種投射與情感，使參與者自由伸展、釋放情緒、表達內在衝突，洞察自我，情感得以升華，達到更具彈性的內在與平衡的人我關係。

臺灣高齡族群現況與需求

聯合國大會通過的「聯合國長者綱領」包含五項主題：

獨立（independence）、參與（participation）、照顧（care）、自我實現（self-fulfillment）與尊嚴（dignity）。2002 年，世界衛生組織（WHO, 2002）提出「活躍老化」（active ageing）觀點，主張老化成為正向經驗的必要原則，是提升高齡者的生活品質，使其健康、參與和安全達到最適化狀態。

臺灣衛生福利部 2015 年公布《老年身心社會生活狀況的長期追蹤調查成果報告》指出，50 歲以上中老年人自覺現在健康情形，近四成（38.6%）認為「普通」，而「不太好」與「很不好」共佔 15.4%，其中年齡層越高，認為健康情形「不太好」與「很不好」的比例也遞增。75 歲以上女性認為目前健康狀況「不太好」或「很不好」達三成以上（34.3%），顯示全民樂齡生活，在現實中還是有很大努力空間。

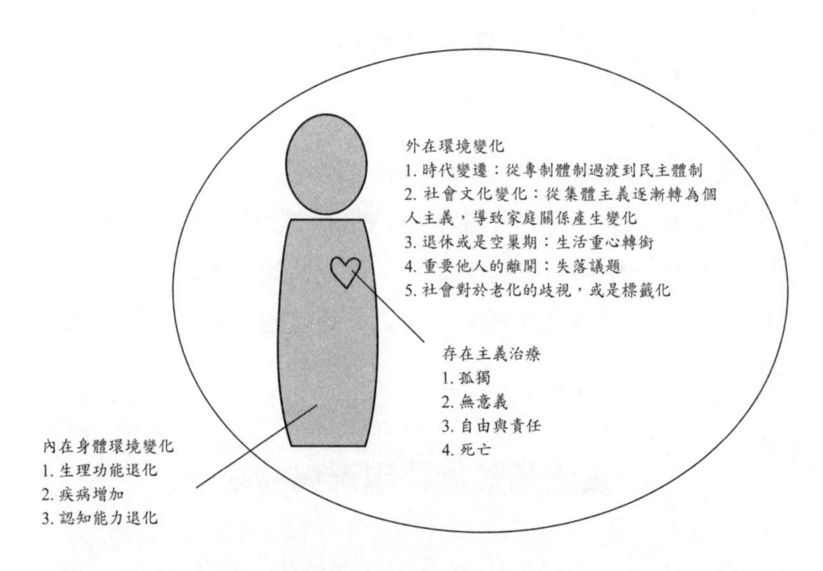

圖三：高齡者面對的挑戰

資料來源：作者繪製。

針對高齡者面對外在環境、身體環境以及心理狀態的各項挑戰（見圖三），戲劇治療同時具有身體與語言、多元媒材應用的特性，可服務不同需求的對象。下一節將描述戲劇治療的重要元素，如何提升高齡參與者的獨立（independence）、參與（participation）、照顧（care）、自我實現（self-fulfillment）與尊嚴（dignity），使老化成為更正向的經驗。

戲劇治療介入核心觀點與個案分享

核心觀點：玩耍（Play/Playfulness）、遊戲空間（Play Space）、身體化（Embodiment）、投射（Projection）、角色（Role）

多項戲劇治療研究的戲療師 Johnson（2003）發現，透過玩耍與遊戲空間，可以引發長者面對壓力時的活力與幽默，也展現深層的情緒，以及轉化情許與認知。Jennings（2010）研究人類行為與發展階段，在戲劇治療中放入發展階段的思考讓成員從身體化經驗開始，進入到使用物品投射內心經驗，再進階透過角色扮演。由此脈絡發展出身體化（Embodiment）—投射（Projection）—角色（Role）EPR 三階段。針對角色深化作為治療工具，Robert Landy（2009）認為，角色是個人的一部分，是人格不容分割的一部分。角色的存在，具有達成生命中某項目標的重要功能，每個個人的自我都可能包含許多角色。

下面的介紹，將從戲劇治療中的玩耍與遊戲空間的概念開始，後面分別介紹身體化的概念、投射的概念，以及角色的概念。所有的概念，在臨床上都能運用在一對一個案或是團體治療裡。

1. 玩耍（Play/Playfulness）

Elder、Johnson 與 Crosnoe（2003）以及 Moen（2002）假定，成年人的玩耍，可能是認知功能和情緒自我覺察、表達能力的重要特徵，為健康老化的重要組成部分。玩耍的歷程，代表個人認知、情緒以及生理在互動間的發展。例如從單獨與物件玩耍→跟他人與物件玩耍，代表個案有能力或是意願注意到他人，或者環境。

玩耍，具有多種形式，戲劇治療師在引導時，參照高齡者身心狀態與團體動力，選擇最適切的形式介入。遊戲形式包含但不限於：

（1）生理玩耍：如坐在位子上拋枕頭給另一個人，再傳給下一個。
（2）表達性玩耍：如繪畫、唱歌、舞動。
（3）戲劇遊戲：具有一定規則，透過遵守規則來體驗遊戲，如大風吹、誰是殺手。
（4）戲劇性玩耍：可分為結構性與非結構性，具有角色扮演與情境玩耍。

2. 遊戲空間（Play Space）

由團體或是治療師與個案間共同創造，一個互動的人際空間。所有參與者都理解也同意，在遊戲空間裡發生的一切，都是想像的、非真實的，並且避免真實的傷害產生。在遊戲空間中，可以表達傷害、暴力或親密，但這些行為並非真實，所有的扮演或是遊戲皆可逆轉，可以下戲的（Johnson, 2003）。例如鬼抓人的遊戲，被抓到的人不是真的死掉，而是轉化為鬼的角色，換他抓人。

透過遊戲空間。參與者可以自由的表達。在充滿創造性與玩性的氛圍中，展現真實且不同面向的自我。

個案分享：在一個高齡者支持團體中，帶領者詢問長輩們小時候曾經玩的遊戲，長者們聊起捉迷藏、跳房子，最後聊到「掩咯雞」，也就是矇眼鬼抓人。帶領者表達自己沒有玩過，請長輩教。長輩有人拿出手帕蒙起自己的眼，開始慢動作抓人，領導者跟著配合慢動作逃跑。整個團體的長者，不論身體功能良好與否，都進入玩耍狀態。其中一位高齡長者，由於不良於行，初期幾次參與團體都是坐輪椅進來，反應也較為遲緩，但在遊戲過程中，逐漸展現身體的可能性，自主站起來並面帶微笑。在幾次遊戲後，開始也能夠反轉角色，扮演鬼來抓人，進入「遊戲空間」（見上段定義）。其後數週，逐漸拋棄輪椅，改用手杖輔助，展現更強的獨立性與參與度。

3. 身體化（Embodiment）

我們的身體經驗來自於自我與他人的關係，從生命最初與照顧者身體的依附關係，發展到進入學校或是社會其他場域。我們在不同場域被要求呈現不同的身體樣態，例如：上課時就該正襟危坐、跟老闆開會不可以打瞌睡等，這些身體的規訓，慢慢形塑我們成為現在的身體。在戲劇治療裡，高齡者身體的呈現，不只是生理老化的物理現象，也展現社會文化賦予的元素。社會對性別氣質的期待、對高齡者身體的期待，壓縮高齡者對自己身體的想像。在戲劇的遊戲空間裡，身體得以在各種玩耍過程中釋放情緒，這些情緒被覺察、表達、綻放、接納。

個案分享：口語表達有限的長輩團體，帶領者從擊掌的互動開始。在長輩們身體跟氛圍活絡起來後，引導者透過自己的身體與聲音來引導，包含身體觸碰，讓參與者共同用身體呈現大海的意象。平靜無波的意象，到波濤洶湧，無論身體功能、性別或年齡，都能自發參與。

團體身體的共創與相遇，創造更深的親密感，關照長者對應自己身體與社會關係的失落感。身體化的相遇後，往往少了浮躁的競爭，多了對彼此的同理心。

4. 投射（Projection）

透過一個媒介，讓個案探索語言無法表達的議題，使內在世界與外在世界產生對話空間。個案將自我各種角色與經驗，投射在劇場扮演中，將內在的衝突外化成為可見的形象。個人可將角色視為投射標的，如扮演警察、小偷、母親、孩子，也可運用其他媒材，包含但不限於視覺：燈光、舞臺、道具、影像、照片、卡牌、詩文、面具、服裝；聽覺：音樂、音效、聲響；嗅覺：熟悉的味道、大自然的各種味道；觸覺：麵團、陶土、抱枕、不同溫度、觸感的物件。投射，給予個案空間，涵容了各種渴望與情感。

個案分享：帶領者帶了不同抱枕，鼓勵長者挑選有興趣的抱枕，邀請長輩給抱枕命名，並選擇布料與照片，在空間中布置，打造這個抱枕的家，也向團體展示自己的創作。有位長者將柚子樹的照片放在他打造的家門口，「當年我家也有這樣的樹」，長者們陸續地向彼此分享生命中最珍貴的記憶。

5. 角色（Role）

戲劇治療重要理論研究者 Rober Landy 定義角色為「在吾人所處的社會與理想世界中，包含有我們對自己與他人的所有思想及感受的建構。 角色是人格的基本單位，它包含該單位特有且一致的性質」（Landy, 1998）。角色們有些是天生的，身高、體型、順風耳、千里眼，有些是自我與外在世界連結，因應社會期待而產生的，如兒女、父母、老師、學生、長官、部屬。有些則是結合天生的角色與社會期待的角色，再次創造的自我。

有光的地方即有黑暗，當內在角色建立，通常會伴隨著其陰影角色，例如當內心的受害者角色出現時，加害者／復仇者角色也伴隨而生。自我內心就在角色間的拉鋸中試圖找到平衡。在戲劇治療中，高齡者透過角色自我發現、角色創作、角色扮演，面對各種現實上的失落，同時高齡者得以透過角色展現不同面向，轉化我與非我，現實與想像，揭露深沉渴望、憶及過去並釋放情緒，最後達到個人與此時此刻（here and now）的平衡關係。

個案分享：婆媳問題狀況劇，邀請長者上臺扮演，並嘗試不同特質的角色——高傲的婆婆 vs. 委屈的媳婦；委屈的婆婆 vs. 高傲的媳婦；高傲的婆婆 vs. 高傲的媳婦；委屈的婆婆 vs. 委屈的媳婦。長者在扮演離自己生命經驗較遠的角色時，可以玩得很盡興：驕傲的可以極盡所能張狂，委屈的可以極盡所能的扮演受害者。

一位長者在演出高傲婆婆的角色中，流露了真實情感：「我很害怕妳會把我所有的東西都搶走，然後我就什麼都沒有了。」帶領者介入，問所有人：「大家是否同樣害怕一無所有？」大部分人點頭。帶領者請主角（前段飾演婆婆者）運用其他人為演員，呈現一個「一無所有」的畫面。她挑選一位成員，蹲在地上抱住膝蓋。並安排其他人圍成一個大圈，背對蹲著的演員。帶領者問主角：「看見這個畫面，有沒有想對戲中的角色們各說什麼？」她流著淚不說話。帶領者坐在她身旁陪伴，然後緩緩地問她：「如果故事可以改寫，你會想要結局是什麼？」她回答：「我想要他們都回來，一直在我身邊。」帶領者邀請她重新進入角色，用身體動作表達此時此刻的感受。引導者觀察到主角做出孤單的姿態，便邀請團體成員扮演兒子、孫子、媳婦、寵物，這些角色慢慢接近，靠在主角身上，當被靠上時，主角回靠著其他角色。「我們回來了。」引導者慢慢引導所有人一起吟唱。

藉由這個例子我們也可以看見當角色與自己生命經驗靠近之時，真實情緒會浮現，引導者便需介入引導，讓參與者在角色的行動中表達自己真正的感受。

戲劇治療在臺灣實踐的經驗

除了上述戲劇治療的介入概念，戲劇治療還有多種理論與介入方法，所有論述都因應著該社會文化及時代性產生。但是無論策略如何，啟發個案自發性與創造力的媒介，以同理的玩性介入，是治療師的著眼點。

筆者在與有豐富長者工作經驗的戲劇治療師柳冠竹對話中整理發現，在臺灣使用戲劇治療手法與高齡者工作最常面對下列幾點：

1. 團體成員的能力難以掌握：因為個案能力會受現實生活、生理狀況等影響在短時間下降或上升。
2. 工作目標不一致：機構希望以支持團體為主，對成員參與的穩定性較無要求。或者在團體中長者被期待要一直維持開心的情緒，但戲療師覺察參與者在戲劇中揭露議題，顯示團體有更深的心理需求，而較深沉的心理需求則仰賴成員參與的穩定性。
3. 反移情：對長者而言，生死議題是他們的生命階段需要面對的，但戲療師可能因為個人的需求跟內在議題，受到參與者的觸發，產生反移情。

戲劇作為現實生活的鏡子，直接反映個案或團體的狀態，同時也反映帶領者的狀態。創作空間或遊戲空間，是由治療師或個案等，所有參與者一同創造出來的。因此帶領者的狀態，會直接影響到戲劇治療進行的過程。

戲劇治療本土實踐的反思

戲劇治療作為學科，在臺灣尚為萌芽階段，雖有私人的進修課程，但尚未有如歐美國家完整的學術培訓系統，擁有歐美國家戲劇治療碩士學位者亦屈指可數。對於活躍老化、提升老化生活品質上，戲劇治療可提供的貢獻，已逐漸受臺灣學界及社福界所聞。有志成為戲劇治療師者，面對龐大的高齡照護需求，下面將概述培訓方式與自我照顧之道。

以李盈芝戲劇治療師在 2019 年翻譯的北美戲劇治療學會（NADTA）認證規範為例，申請成為認證戲劇治療師，需要同時具備該學會認可之助人相關碩士學士學位，加上 500 小時戲劇／劇場相關經驗，同時需在戲劇治療督導指導下，完成 1000 小時戲劇治療工作經驗。而所有在美的專業戲劇治療師，除了成為 NADTA 專業會員外，亦需配合其執業所在地的州法，考取該州所具有的心理衛生相關證照，才可合法執行心理治療業務並配合醫療保險給付。一般來說，從碩士畢業後，需花一至兩年的時間，方可取得執照。而臺灣由於尚未有完整的學術培訓系統，在國外完成培訓的戲劇治療師也無法透過臺灣的考試途徑取得心理衛生相關證照，因此如何合法地執行戲劇治療師業務便是目前臺灣戲劇治療界的困境。

在進入這條繁複的道路之前，紐約大學戲劇治療所創所主任 Robert Landy 曾表示：「成為戲劇治療師前，先是成為一個『人』。」當我們成為一個對自我身心有覺察，對環境好奇有想像力的人，有意願與能力用身心同理別人的人。其他理論的訓練，或是身體的訓練都是其次。

既然有這麼多挑戰，那麼如何自我照護更顯得重要，戲劇治療師在執業過程中的自我照護包含（Reynolds, 2020）：

1. 創作：將議題呈現，透過創作梳理內在，回到個人的自發性與創造力。
2. 專業協助：尋求專業治療師的諮商／心理治療，釐清梳理個人議題。
3. 督導：檢視工作架構與倫理，釐清方向。
4. 個人空間：給予自己時間、空間，生命中的角色轉換。
5. 靈性支持：尤其面對生死議題，找到滋養自己的靈性哲學。
6. 替代性復原力：在陪伴個案的歷程，見證對方在生命中的韌性或成長，受到滋養與激勵。相對於助人者的替代性創傷，亦即因陪伴個案面對創傷，承受巨大壓力而感到枯竭。當助人者對替代性復原力更有意識，也將緩解壓力，協助平衡自我身心。

結論

在戲療師與高齡族群互動的實務經驗中，發現戲劇治療手法對於長者確實有正向影響。2019 年伯大尼兒少家園與實踐大學合辦的戲劇治療研討會以長者為主題，邀請實務工作者分享戲劇治療手法如何應用於長者。但是作為初萌芽的專業，迄今為止，在臺灣尚無實證研究支持玩耍、戲劇與健康衰老之間的聯繫，也沒有適合年齡的定義和度量，學術上還有許多空間尚待證實與開發。機構對於戲劇治療也尚在初期理解階段。臺灣快速步向超高齡社會，如何運用戲劇治療協助落實老化生活品質提升，需要更多本土戲劇治療實踐者與研究者的共同努力。期待在筆者邁入高齡之前，可以與身邊同齡的朋友一起，有活力、有深度，有尊嚴的一起健康變老。

文獻參考

蕾妮・伊姆納（Renee Emunah），陳凌軒譯，《從換幕到真實：戲劇治療的歷程、技巧與演出》。臺北：張老師，2006。

Phil Jones，洪素珍、楊大和、徐繼忠、郭玟伶譯，《戲劇治療》。臺北：五南，2002。

Johnson, D., Smith, A. and James, M., "Developmental Transformations in Group Therapy with the Elderly," in C. Schaefer (ed.), *Play Therapy with Adults*. New York: Wiley & Sons, 2003, pp. 78-106.

Landy, R.，李百麟等譯，《戲劇治療概念、理論與實務》。臺北：心理，1998。

Yalom, Irvin D.，易之新譯，《存在心理治療》。臺北：張老師文化，2003。

Rogers, C. R., *Client-centered Therapy: Its Current Practice, Implications, and Theory*. Boston: Houghton Mifflin Co., 1951.

Frosh, S., *A Brief Introduction to Psychoanalytic Theory*. Basingstoke, Hampshire: Palgrave Macmillan, 2012.

Luyten, P., Mayes, L. C., Fonagy, P., Target, M. and In Blatt, S. J., *Handbook of Psychodynamic Approaches to Psychopathology*, 2015.

Kassin, S. M., *Social Psychology*. Toronto: Nelson Education, 2013.

Moen, Phyllis, "The Gendered Life Course," in Robert Binstock and Linda George (eds.), *Handbook of Aging and the Social Sciences*, 2001 (5th ed.), pp. 179-196.

張曉華，〈戲劇治療導論〉，《臺灣戲專學刊》，2004，8 期，頁 47-83。

梁翠梅、王俊堯、蔡彩玉、陳妮婉、王俊堯等，〈一人一故事劇場對於老人整體健康之影響〉，《臺灣高齡服務管理學刊》，2016，3 卷 1 期，頁 31-75。

陳雅萍，〈解放與規訓——殖民現代性、認同政治、臺灣早期現代舞中的女性身體〉，《戲劇學刊》，2011，14 期，頁 7-40。

陳明莉，〈老年、性別與敘事：老年生命脈絡的性別建構〉，《應用心理研究》，2009，44 期，頁 147-188。

王婉容，〈邁向少數劇場——後殖民主義中少數論述的劇場實踐：以臺灣的「歡喜扮戲團」與英國「歲月流轉中心」的老人劇場展演主題內容為例〉，《中外文學》，2004，33 卷 5 期，頁 70-104。

衛生福利部國民健康署，《民國一百零四年中老年身心社會生活狀況長期追蹤調查成果報告》，臺灣老人研究叢刊系列十三。2018，https://www.hpa.gov.tw/Pages/ashx/File.ashx?FilePath=~/File/Attach/1282/File_8461.pdf

WHO. "Active Ageing: A Policy Framework," Madrid: WHO. 2002, https://www.who.int/ageing/publications/active_ageing/en/

靳燕玲，〈高齡社會安全安心生活環境規劃之研究〉，《內政部建築研究所自行研究報告》。2015。https://www.moi.gov.tw/files/site_node_file//8018/【建研所】高齡社會安全安心生活環境規劃之研究 .pdf

曾淑芬、張志娟、曾薔霓、劉立凡、陳惠芳，〈社區高齡者憂鬱傾向及認知功能狀況之探討——以台灣南部地區社區高齡者為 〉，《嘉南學報》，2011，37 期， 頁 351-364。http://ir.cnu.edu.tw/retrieve/45368/37_351_364.pdf

美國戲劇治療學會，〈戲劇治療於美國的證照系統〉，李盈芝譯。https://www.nadta.org/education-and-credentialing/become-an-rdt/rdt-apply.html

Reynolds, Adam, "Exploring Vicarious Resilience among Practitioners Working with Clients Who Have Experienced Traumatic Events," *CUNY Academic Works*. 2020, https://academicworks.cuny.edu/gc_etds/3529

歌聲中我記起自己：音樂治療介入失智症心態與準備

張乃文
東海大學音樂系碩士班音樂治療組專任助理教授、東海大學環境療癒中心與臺中榮總失智症日照中心合作之音樂治療指導老師、臺灣兒童發展早期療育協會理事長、中華民國應用音樂推廣協會創會會員及現任理事

張先生（化名）到某失智症照顧中心已經兩年了，白天兒子上班路途送他過去，傍晚媳婦接他回家。近幾個月因肺部問題開了刀，手術後穿著鐵架，每次音樂治療活動前他幾乎都是最先被帶到位置上就定位，準備參與活動。入座後他因藥物關係雙眼闔起、頭部下垂，照服員搖搖他的身軀大聲說：「要上音樂課了！」張先生隔了幾秒，稍微抬高了頭，很費力的硬睜開雙眼，試圖雙唇動了動發了聲音，但語音含混似乎在說什麼！接著頭又垂下去了！

張先生的外表身體功能靜靜地和時間一樣的默默流逝，但當音樂一開始，大家一起在琴聲伴奏下唱著「吹口哨、向前行……」，張先生的身體反應如同驗證行為學派的外在聲音刺激與行為反應之間的關連一般，他抬起頭（仍閉眼）開始動起他的雙手各個指尖，上下如在空氣中彈琴般的點按著，持續不到 30 秒他的雙手又下垂到輪椅的兩側，回到他剛剛像昏睡般的狀態。就這樣全程活動中，他就是斷斷續續時醒時睡的參與著。但令人驚訝的是，當團體分享歌曲帶來的心情感受，現場

每位失智症長者依序被問：「你的希望是什麼？」照服員將麥克風靠近他，張先生嘴巴竟冒出清楚的兩個字：「死亡！」帶領者不敢相信又再問了一次，答案依舊！護理長一旁說：「張先生最近心情很不好⋯⋯。」原來即使他的行為是半睡半醒，但他的耳朵自始至終都聽著活動所有的聲音進行。

上述就是一位真實在失智中心音樂治療活動中的個案。張先生罹患失智症之前，他是一位樂觀、開朗、愛唱歌的高中老師退休老師，在認識他的前一年，每次音樂活動時，他總是第一個入座；活動中雖然手腳不太靈活，但歌聲與談話時間一直是很有回應的。一年的時間，他的認知功能、動作能力、口語能力、記憶力、判斷力，如計時漏斗中的流沙般，在透明狹小的通道中，以放慢十倍的速度，一分一秒逐漸往下細細墜落著⋯⋯。大家心知肚明，他的計時漏斗可能無法再翻過來了。

音樂幫助張先生什麼呢？音樂幫助他在退化的人生生命最後時光裡，每週有一小時的時間裡，他的四肢可以在音樂律動啟動他的情緒愉悅感；他的說話可以表達他的認知能力程度及口語溝通能力；他唱出的歌詞可以代表他保存了多少文字記憶；他和大家一起哼無歌詞的旋律可以代表他正在當下音樂的時間之內參與團體互動，而非口語的溝通系統仍在運作著。最重要的是，張先生在音樂的對話時間裡，雖然在外身體功能一直衰退，但他親口說出自己靈魂的痛苦與主張！張先生頑抗的和失智症周旋，在最後一刻來臨前，他記住自己的感受，並且強烈的表達出來！在音樂治療服務失智症患者的這一刻，看見人的靈魂與尊嚴！

音樂治療是一門新興的學科，在歐美發展已 7、80 年，它被視為一個學科、主修、組別，經由系統性的知識學習與臨床實作，培養成專業人才。音樂治療也被當成一種非語言的介入方式之一，協助需求者，以律動、歌唱、聆聽與即興創作等方式，達到介入的肢體、溝通、認知、情緒表達與互動之目的，其可應用在醫療、特教、安養等領域。

歐美音樂治療專業發展自二次世界大戰後至今超過一甲子，剛開始先由少數幾個大學，如：美國 1944 年密西跟州立大學，堪薩斯大學等大學先提供音樂治療課程研修，後來於 1950 年成立美國國家音樂治療協會（Knight, LaGasse and Clair, 2018）。臺灣是由民間非營利組織的中華民國應用音樂推廣協會（因法令之故名稱一直未能使用「音樂治療」）自 1996 年成立，以及後來自營音樂治療團體及網路共創交流團體，共同推廣經歷 24 年之後，終於在 2018 年臺灣大專院校學制內，東海音樂系成立國內第一個碩士班音樂治療組。[1]

在臺灣接受音樂治療服務目前並無健保給付，早期為自費性質，現於各縣市中，兒童因診斷出有社會及情緒發展，或其他發展問題時，家長若選擇個別或團體性質的「音樂治療」，各縣市社會局或社會處對執行音樂治療者，有或無要求音樂治療師的學歷認證資格，以及服務兒童一定的年資，個案可申請

1　1996 至 2019 年各大專院校不同科系開設音樂治療導論；2007 年中山大學音樂系與高雄醫學院心理系音樂治療學程→ 2015 年更改為藝術治療學程→ 2017 年更改為表達性藝術治療學程→ 2018 年增加音樂與高齡照護學程；2015 年輔大音樂系成立音樂治療在職專班。

四千元的療育補助費用。然失智症長者通常有音樂服務，無論是專業音樂治療或其他音樂性質活動，均為團體性活動，經費也來自不同計畫、專案補助或捐款。

音樂治療服務失智症長者的心態與準備

1. 了解失智症患者的生理、心理狀態以及真正需求

國際衛生組織 WHO 報告（2015）中提到失智症患者的生理狀態除了外觀與行為出現退化現象之外，其腦神經細胞數目減少（主要在額葉、顳葉灰白質、小腦、視丘……）、腦萎縮（記憶力降低、判斷力降低）以及腦重量由原本 20 至 30 歲的 1200 至 1600 克，到 80 歲已減少至 996 至 1328 克。至於心理狀態呢？

心理學家 Erik Erikson 曾指出人的生命有八大階段，比他多活幾年至 95 歲的太太 Joan Erikson 則非常貼切的描述，人若活到 8、90 歲的第九階段，會經歷失去身體健康、朋友與家人、自主權與自尊；生活處於老人公寓、安養中心，使用協助生活設備（如：助行器、三餐被供應）；心理在社會中獨立、孤單或（被）遠離社會及年輕人；感覺死亡很近，是一種看不見的現實（Davidson Films, 2010）。本篇前述的個案正是一個活生生的映照。因此臨床服務失智症患者時的心態，建議要懷著真誠的心態去認識一位自己不曾好好了解（即便是自己家中長者）的生命經歷個體，多過於教科書寫的知識；態度則是恭

敬大過鄙視或厭煩（雖然很難做到）。

失智症患者除早發性失智症之外，多數為長者，而他們真正需求為何？ Walters 等學者（2000）針對長者、照顧者與專業人員三方做了一個長者需求調查，結果發現長者覺得自己的被照顧需求到的是眼／耳功能、心理壓力以及自己生理行動上的無持續感；照顧者認為長者需要被照顧的是其行動力、眼／耳功能、膳宿；專業人員認為長者需要被照顧的卻是日間活動、膳宿與行動力。這研究提醒我們：長者的心理需求與身體功能退化的挫折感受是被忽略的。

2. 了解使用音樂就是協助失智症和自己時代與情感連結的工具

每個人走向「年紀大」，其實都是一個從出生到仙逝的必經歷程，而陪伴個人這生命的歷程的陪伴者，有生命的稱為「家人」，無生命的稱為「音樂」。因為人的聽覺器官早在七個月大就已經成熟，開始從聆聽的能力中，認識屬於個人的聲音環境、社會文化環境，而這樣的聲音一旦藉由聽覺記憶儲存後，宛如開始記錄一個人一生的音樂生命流程。因此使用音樂服務失智症患者，所抱持的態度，應是有如開始讀一本長者的生命故事，藉由音樂從現在的自己連結到過去自己的重要工具，而不僅限於帶領著他們活動筋骨、照表（音樂）操課而已！

3. 學習音樂在大腦的生理機制與音樂介入作用

大腦處理音樂是發散性與多種連結性的，端看音樂本身或是音樂不同元素（如：節奏、音高、音色）帶來的聽覺刺激，到底在動作區、記憶區（尤其是長期記憶）、語言區以及情緒區引發什麼屬於個人的相關聯過去的人事物，進而藉助這「想起什麼動作／事情／人物」協助失智症長者在退化歷程中，在當下的時刻裡，可以多說、多動、多唱、多想有關自己、自己與家人、自己與生活、自己與社會文化，來減緩失智的現實脫節感與退化速度！

目前音樂使用在失智症患者身上，因施用者對音樂的操作能力分為三種：

（1）音樂刺激與反應模式：這方式的設計原理是「固定音樂誘發固定行為」，音樂使用概念原是事前選定固定形式的音樂或歌曲與肢體動作，這如同早期心理發展中行為實驗的刺激與行為反應一般，適合對象是重度及極重度的患者。

（2）音樂娛樂輔助模式：多半由有興趣或有一定程度音樂能力的醫療、社福、音樂表演相關人員，接受工作坊或短期課程，服務失智者在音樂、照顧失智症／其他重症相關知能，執行時以音樂為娛樂、壓力緩解、動作操作較多為目的的音樂相關活動。

（3）音樂治療模式：經由學院派的專門音樂治療課程訓練的音樂治療師執行，針對失智症的各種行為與心理，設定音樂治療計畫目標與執行步驟，依設計原則以個別化的復健性及心理支持概念施行音樂介入。

4. 音樂治療介入的成效檢視

音樂介入或音樂治療的臨床服務，隨著高齡或高高齡的時代來臨，國內有許多不同人士相繼以音樂的方式，投入長照 2.0 的失智症服務。若以一個專業構成專業，其方法的檢視嚴謹性就不是臨床所見的有效用就稱有效用的個案報告，其執行方法是須透過更嚴格的研究方法不斷地檢視。

Koger、Chapin 和 Brotons（1999）就針對 1975 至 1998 年 79 篇音樂治療師用於失智症相關研究文章，以後設分析（meta-analytic review）文獻檢視音樂治療對失智症患者介入成效。該研究經高標準篩選合格的 21 篇中 336 失智症個案的英文文獻中發現：普遍來說音樂治療是高成效的，但無法從各篇音樂治療執行時的相關條件，包括有效數、介入方法（主動性或被動性）、使用音樂（現場音樂或錄製音樂）、治療師訓練（訓練過的音樂治療師或其他專業人員）、依變項（行為、認知或社會互動）或治療長度，來更明確顯示音樂治療的成效。

這代表音樂治療介入前有下列幾種項目是需要謹慎考慮到的：（1）各類音樂治療介入的研究個案量是否足夠？（2）音樂治療執行者是由訓練過的音樂治療師？還是其他人員？（3）音樂治療的介入方式是否敘述明確？（4）音樂治療要改善的目標是否交代清楚？（5）音樂治療介入次數與一次時間長度是否有個標準參考？該篇作者最後強調音樂治療看起來影響到

失智症患者的症狀，但其系統性變數的治療擬定，是未來檢視音樂治療成效時，需要了解其背後改變失智症症狀的機制與描述之最有效用關鍵。

結語

由於音樂是無須太多言語的大眾通用語言，又屬友善非侵入性的介入失智症患者方式之一，在科技日新月異的當下與未來，藉由眾多跨領域的專門人才攜手，同時也是相互競爭地打造未來的失智症照顧模式，如何將執行音樂的人員素質提高，相對的就提升了照顧失智者的生活與生命品質。

參考文獻

Koger S. M., Chapin K. and Brotons M., “Is Music Therapy an Effective Intervention for Dementia? A Meta-Analytic Review of Literature,” *J Music Ther*., 1999, 36(1): 2-15.

Walters K., Iliffe S., Tai S. S. and Orrell M., “Assessing Needs from Patient, Carer and Professional Perspectives: The Camberwell Assessment of Need for Elderly People in Primary Care,” *Age Ageing*, 2000, 29(6): 505-510.

國際世界衛生組織，《2015 年全球失智症報告：失智症對全球的影響（中文報告）》，2015。

Davidson Films, *On Old Age I: A Conversation with Joan Erikson at 90*, 2010, https://www.youtube.com/watch?v=00DUXNQLAjQ

與歲月共舞，身體還記得：舞蹈動作治療在失智的應用

程芝鳳
舞蹈動作治療師

大腦的記憶會遺忘，而身體的記憶
卻永遠烙印在皮膚、肌肉、骨髓之中。
——蔣勳

何為舞蹈動作治療（Dance Movement Therapy, DMT）？

舞蹈動作治療（Dance Movement Therapy, DMT）起源於美國，1960 年代由一位舞蹈老師 Marian Chace 在華盛頓伊莉莎白醫院的日間病房帶領二戰後身心受創的退伍軍人進行心理復健活動開始，逐漸演變成為歐美國家新興的表達性藝術治療的一種方式。舞蹈動作治療是透過「身體動作」為表達的媒介，來帶領案主／病患探索自己內在狀態、情緒經驗，使其得以被理解接納，並幫助案主整合這些內在感受甚至可以表達出來的一種治療方式，因為其具有「非口語治療」的特性，使得舞蹈動作治療相當適合應用在口語表達不順、或是語言有相對

障礙，甚至是在處理難以啟齒的心理創傷的族群之中。

舞蹈動作治療根據其結合的心理治療理論不同，衍生出許多不同的應用取向，例如心理動力取向的舞蹈動作治療，會在治療師—案主的關係當中，有較多的探索與回應，帶領個案去覺察動作中所傳遞的無意識資訊；而榮格學派與舞蹈動作治療的相遇，則創造出「真實動作」（Authentic Movement）這個特別的應用取向，在「觀者（Witness）—動者（Mover）」之間，透過動作把「積極想像」（Active imagination）具象化，更深層的進入到無意識的空間去探索、經驗。

曾經身為失智症患者的家屬（筆者的祖母曾罹患阿茲海默氏症），因此致力以失智症與舞蹈動作治療作為研究方向，筆者發現，因為他們的病理徵狀導致認知功能的退化以及伴隨而來的精神問題（如憂鬱、幻聽、譫妄等）似乎難以運用上述心理動力的理論取向來介入的方式；這時「個人中心取向」（Person-centered approach）的舞蹈動作治療似乎更加符合失智症患者的需要，用「一致性、無條件的正向關懷及正確的同理心」（Rogers, 1961）能夠更全然地包容與接納患者的當下狀態。

王爺爺第一次來做舞蹈動作治療時，他的看護特地跟治療師說：「小心！爺爺會打人！」後來在治療室中，王爺爺真的在治療師做自我介紹的時候就突然出手要打人，治療師接住他的拳頭，順著他的力氣，把他兩隻手握著，做出輪流往前伸，像是打拳的動作，同時用口語回應他：「王爺爺，我是丫丫老師，是來跟你跳舞的。」就在邊帶他揮拳，邊重複這段介紹幾個循環之後，王爺爺終於放鬆了拳頭，眼睛正視著治療師說：「妳這個小丫頭！」之後幾次治療，王爺爺越來越少攻擊人，連看護也說：「王爺爺的脾氣好像變得比較好了一點。」

在這個例子中，治療師不是去制止個案的動作，而是用正向的態度從動作上去引導他，以及正確的同理心，讓個案知道他進入到陌生空間的害怕與面對陌生人的焦慮有被承接住，並且治療師始終如一的回應著他（一致性）。這樣的接納與理解，讓個案可以經驗到自己還是一個「人」，而不是在輪椅上被推到一個又一個不知道名稱的地方，做些他都記不得的事情的「無能患者」。

舞蹈動作治療對失智症與年長者的應用

對於罹患失智症的患者而言，不論是哪個階段的病程，他們都要面對「失落」以及心理上很困難的調適問題。試想，如果你不知道自己哪時候會失去哪一樣能力？不知道自己哪天起床後會認不得家門在哪？或是變得辭不達意，無法表達自己想說的話時，會不會感到焦慮、沒有安全感，甚至會陷入憂鬱的情緒當中？可能是心理症狀的影響，也可能是語言區的退化，表達與溝通的能力在失智症前期就會開始出現困難。因此，在口語表達以外，利用身體動作來幫助患者表現、整理自我的舞蹈動作治療可以說是極佳的心理支持介入。除此之外，在舞蹈動作治療中會利用音樂、舞蹈等藝術元素，再依照病患或機構的不同屬性與需要，可以搭配出個別或團體的不同型式，讓介入的層面更多元、更完整。

1. 增進失智症患者／長者的人際互動以及維持生理上的活動力

舞蹈動作治療可以團體方式來進行，在團體中，當大家有共同目標去做某個動作時（例如划船動作），會讓成員產生集體意識以及歸屬感，比較容易讓患者降低他的緊戒程度，融入到團體之中，同時也會提高他的主動性，可能會增進患者與人互動的頻率以及表現的慾望。舞蹈動作治療雖然有「身體律動」的成分在其中，但維持生理的機動能力並非治療的第一目標，因為身體律動的主要目的是為建立關係（例如：與他人共舞或是模仿他人的動作），或是表達自己的情感或想像，而活動力的保持則比較像是這個治療方式的附加價值吧。對於中重度的失智症患者，由於他們的認知功能退化較多，在團體中注意力無法集中，較難有參與度，這時個別治療便是很好的方式，雖然只有治療師與患者，但在一對一的狀態下，患者也比較能集中注意力與治療師互動，可以得到比參加團體還多的主動性跟活動量。

2. 幫助失智症患者／長者建立自信與「我能感」

對失智的長者來說，他們需要被認同「他是有自己性格的人」，就算認知退化，能力漸減，他還是一個有自己思想的人。在舞蹈動作治療中，接受一個人的真實樣貌是很基本的，大家如果做同一個動作，必定會展現出屬於他自己的樣子，與他人不同，我們不去比較，而是從動作上和口語上，去給予正向的肯定，認同每個人的不一樣。此外，失智症患者常常在生活中「被做決定」，因此在失去決定權的同時，也喪失了對自我的控制感和被尊重感。在舞蹈動作治療中，不論是團體還是個別，治療師都會以參與者或案主的意見或感受為主要依歸，而且重要的是，他們可以在團體中或在個別治療中有說「不」的權力。藉由動作在互動中與這個「人」相遇，幫助他找到對自己，對身旁環境的一點控制感，這就是「我還能做什麼」的我能感（I am able to）。

3. 帶領失智症患者／長者調適情緒，重新建立對自己的「身體意象」（Body Image）

失智症患者常表現出極度的焦慮情緒，進而影響他的人際互動以及日常生活。我們前面提到過，當人們面對像失智這樣的「重大失落」時，焦慮、憂鬱、沒有安全感定會如影隨形，而對自己的身體意象也會隨之崩塌變形，而失去對自我的認同與肯定。身體動作可以用來表達和宣洩情緒（例如：出拳打人），但舞蹈動作治療師更可以藉著鏡映（Mirroring）[1]與調頻（Attunement）[2]的方式去給患者理解與支持，讓他們在那樣的失落中不是感覺孤單的。並且利用呼吸的引導，伸展身體的動作，還有自我按摩的方式，幫助他們（特別是久坐／久臥的患者）喚回對自己身體的感知能力，重新找回身體和外在環境的界線，而不是與輪椅或沙發「合為一體」。

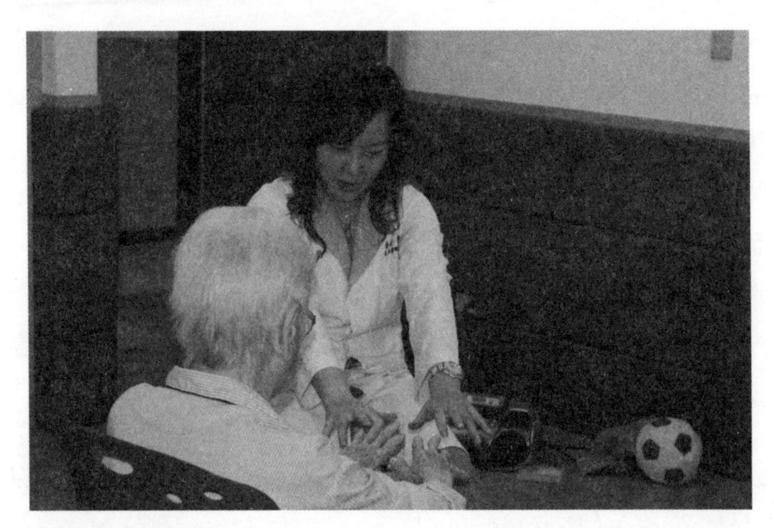

圖片來源：作者提供。

---

1 鏡映（Mirroring）：用身體去體驗個案的動作，嘗試去捕捉動作所帶來的主觀感受（如肌肉感覺、情緒感覺等），再透過相同的動作質地像鏡子一樣地反映給個案。有時候也可以加入口語的敘述與回應。

2 調頻（Attunement）：治療師與個案在意識與非意識層面上的同步過程，除了同理感受之外，也包含了身體動覺（Kinethetic sensing）的感受。在舞蹈治療中，透過觀察身體動作中的強度（intensity）、節奏（rhythm）、型塑（Shape），並以相應的動作質地或行為反映給個案，讓個案感受到被理解、被接受與被回應。

4. 連結在語言之外的溝通管道

舞蹈動作治療提供了一個空間與場域讓失智症的患者去覺知身體，並與當下的內在感受共存，並在治療師的幫助之下，讓想像力浮現，藉由創造性的形式，例如像故事情節、角色扮演或是肢體遊戲等方式，將內在的感受可以具像化表現出來，回過頭來，這些具像化的感受可以增進患者的自我存在感。

案例

在日間病房的舞蹈治療團體中，Lucy 老太太因為生病住院沒有出席，剩下 Betty、Cathy 及 Marian 三位老太太有來，她們在團體開頭的口頭問候時，都說了許多對 Lucy 的擔心跟對死亡的害怕（四位都是輕度失智患者並且有憂鬱傾向），整個團體的感覺是很沉重的。在開始暖身之後，治療師發現三位成員的動作都傾向慢而且輕的質感，在進入到主題動作時，Betty 主動跟治療師要了一根孔雀羽毛，她拿著羽毛揮啊揮的，一樣是輕而緩慢的動作，接著 Cathy 跟 Marian 也要了孔雀羽毛，她們三人就一起揮舞起來，上揮下掃，然後也往旁邊的幾個方向輕輕的揮著羽毛。治療師跟著她們一起舞動著，感覺之前瀰漫在團體中的沉重感不見了，雖然動作是緩慢的，但卻不覺得疲憊。治療師將自己的疑問提了出來「剛剛的那些擔憂跟恐懼去哪裡了？我們現在的動作好輕盈，跟剛剛好不一樣喔~」Cathy 繼續揮著羽毛，面上帶著微笑說：「被我們撣走了。」Betty 則是說：「我用魔法棒把它變到天上去了！」Marian 也笑著附和：「對啊！」說完，三人就一起把羽毛舉起來，前端相碰，變成了一個像「三劍客」的劍尖相交的動作，最後用「喝~~嘿」這樣的聲音把羽毛舉高，作為結束。那天團體結束後，三位老太太都踩著輕快的步伐，推著她們的助行器離開了團體室。

在這個案例中，我們可以看到團體成員用羽毛把她們的擔憂與恐懼一一的揮開了，這些揮舞羽毛的動作具有象徵意義，當這個象徵性被她們自己理解、賦予任務之後，負面情緒就在治療師提出來被她們看見和接納的同時，也被她們創造出來的動作處理掉了。這不單單只是負面情緒被排解掉了，也意味著她們「有能力」可以解決她們一開始的恐懼與憂慮，對自我的肯定與認同會隨之提升，讓她們會更有動力去「生活」。

肢體動作是人類最早的溝通語言，從呱呱落地那一刻起，身體就記憶著人生命中的點點滴滴，不論是在母親懷抱中的安全感，或是走路踩到石子摔倒的挫折感，亦或是騎上腳踏車的那種馳騁快感，我們的身體，都詳實的記錄著這些感受與回憶，而且，就算腦中的記憶不再清晰了，身體也還是會記得那些回憶。在失智長者的舞蹈動作治療裡，治療師會藉由簡單的動作，帶領老人家們去感受自己的肢體，去探索自己的身體記憶，就算身手不再矯健，「現在」也有「現在」的特有感覺。

因此，常可在團體中聽到，「啊，這個好像我以前在搓湯圓的動作」或是「喔，以前我常常像這樣騎腳踏車出去玩」，老人家們就像是回到了過去的年輕歲月裡，不僅僅是緬懷過去自己的豐功偉業，也是讓現在的自己體驗自身還有的能力，並且和同伴們分享交流。有些長者雖然一開始不敢跟著治療師一起動作，但是看到其他長者的動作，他／她也會有類似的回憶連結出來，帶出屬於他／她自己的感覺。

舞蹈動作治療的本土應用與操作

目前在臺灣，許多長照機構與復健／醫療單位都會應用「律動／舞蹈」的元素在高齡族群，甚至社區健康中心也常見有樂齡／銀髮的身體活動課程。身體活動看來的確是長者照顧很重要的一環。不過筆者常被問到的問題就是——怎麼樣讓長輩願意跟著一起動？特別是失智族群的長輩，常常完全沒有動力做任何動作。從舞蹈動作治療的角度來看，從呼吸到伸展身體、甚至跑、跳，這些都是動作，如何將舞蹈動作治療的元素應用在長者的身體活動設計中，筆者歸類了以下三點：

1. 安全性

考慮長者的身體功能，安排平穩安定的椅子給他們坐，並且盡可能不要讓他們的手臂被擋住（也就是椅子扶手不要太高，但也不能沒有，以防側面摔倒），座位之間的間距也要有足夠活動的空間，否則一活動就跟旁邊碰撞在一起，可能會降低長者的活動意願。除了空間的安全性，還有心理的安全性考量。這是大部分活動團體所欠缺的，就是建立安全的心理環境空間。盡可能讓固定的成員、志工在同一團體中，並且可以建立固定的開始儀式（如開場舞／開場音樂），跟結束儀式，這些儀式感會讓長輩覺得被「涵容」住，在穩定的環境與接觸者中，才有可能放下警戒、緊張，自在活動（Sandel and Hollander, 1995）。

2. 可操作性

雖然大部分的活動團體都具有目標性，所以會設計很多很有變化的、很有「治療理念」的舞蹈動作或肢體展現給長輩們學習。正如前述所提到的，舞蹈動作治療著重在於建立長輩的「我能感」，當舞動的動作太複雜、變化太多、或是拍子太快，長輩做起來有困難時，就會大大的降低他們的活動意願。筆者就常常被照服員或是社工問到這點，其實建議無他，就只有請他們降低「自己想像的期待」，回到對長輩考量為出發點，降低動作的難易度，甚至是自己（活動帶領者／設計者）的期待值，以長輩們容易有連結的動作或活動開始，便能提升長輩的參與意願。

3. 表達性

不只是臺灣，幾乎東亞文化中，我們都傾向去做集體的活動，而少有自我表達的空間，特別是上一代的教育與文化陶冶，使得長者們更習慣於看著前面的帶領者做動作。筆者在英國服務時，長輩們雖然也會跟著帶領者做動作，可是更多的時候他們會有自己的想法和表達意願，隨時會告訴帶領者他們想做的動作是什麼，或是他們想怎麼跟他人互動。可是回到臺灣，長輩習慣看到的是「帶動唱」的教學老師，他們只要跟著跳就好，做不到就會嫌自己「不行、不會、不夠好」，然後慢慢地就退居椅子上變成觀眾。在舞蹈動作治療中，我們會用「雀絲團體模式」來促進個體的表達性（Sandel and Hollander, 1995），不是帶領者在前面帶動唱，而是鼓勵每個參與者有自己發揮表達的空間與機會，當有長輩做的動作和帶領者不同時，不是去糾正，而是變成跟著她／他的動作帶大家一起做，鼓勵有個別的展現，甚至請他們分享自己的動作意義，回到「以人為中心」的出發點，鼓勵長輩做更多的自我展現與分享互動。

結語

舞蹈動作治療兼具語言和非語言的溝通特色，引導患者探索、覺察自己身體與心理的變化，甚至藉著動作去回顧過去的記憶以及現存的能力，透過個別或團體舞蹈治療，除了幫助患者探索、整合與調適自己的身心狀態與增進溝通表達能力之外，還能夠保持患者的活力與動作靈活度，讓患者在自我照護的能力上得到改善，與人際關係互動上得到自信，重拾自尊與認同。

參考文獻

Cohen R., "Newman-Bluestein D. Embodiment and Dementia- Dance Movement Psychotherapists Respond," *Dementia*, 2013, 12(6): 677-681.

Goodill, S. W., *An Introduction to Medical Dance/Movement Therapy: Health Care in Motion*. London: Jessica Kingsley Publishers, 2005.

Evans S., "Attachment in Old Age: Bowlby and Others," in S. Evans and J. Garner (eds.), *Talking over the Years: a Handbook of Dynamic Psychotherapy with Older Adults*. UK: Brunner-Routledge, 2004.

Kitwood T., *Dementia Reconsidered: The Person Comes First*. Buckingham: Open University Press, 1997.

Rogers, C.R., *On Becoming a Person*. Houghton Mifflin, 1961.

Sandel, S.L. and Hollander, A.S., "Dance/Movement Therapy with Aging Populations," in F.J. Levy (ed.), *Dance and Other Expressive Art Therapies: When Words are Not Enough*. London: Routledge, 1995.

李宗芹，《傾聽身體之歌》。臺北：心靈工坊文化，2001。

李宗芹，《非常愛跳舞》。臺北：心靈工坊文化，2002。

本書經成大出版社出版委員會審查通過

藝術與高智

主　　編｜白明奇
著　　者｜白明奇、羅玉岱、周妮萱、潘潘、林端容、黃百川、黃婉茹、張玲慧、郭立杰、楊金峯、吳怡潔、張乃文、程芝鳳

發 行 人　蘇芳慶
發 行 所　財團法人成大研究發展基金會
出 版 者　成大出版社
總 編 輯　游素玲
執行編輯　吳儀君
地　　址　70101台南市東區大學路1號
電　　話　886-6-2082330
傳　　真　886-6-2089303
網　　址　http://ccmc.web2.ncku.edu.tw

銷　　售　成大出版社
地　　址　70101台南市東區大學路1號
電　　話　886-6-2082330
傳　　真　886-6-2089303

排　　版　弘道實業有限公司
印　　製　秋雨創新股份有限公司
初版一刷　2022年3月
初版二刷　2022年5月
定　　價　280元
I S B N　9789865365633

國家圖書館出版品預行編目（CIP）資料

藝術與高智 / 白明奇, 羅玉岱, 周妮萱, 潘潘, 林端容, 黃百川, 黃婉茹, 張玲慧, 郭立杰, 楊金峯, 吳怡潔, 張乃文, 程芝鳳著 ; 白明奇主編 . -- 初版 . -- 臺南市：成大出版社出版：財團法人成大研究發展基金會發行, 2022.03
面；　公分
ISBN　978-986-5635-63-3（平裝）
1.CST: 老年失智症　2.CST: 藝術治療
415.9341　　110022157